◆希望の最新医療◆

奇跡の放射線治療

――脳腫瘍・頭頸部癌・肺癌・乳癌・食道癌・肝細胞癌・膵臓癌・前立腺癌・子宮頸癌・悪性リンパ腫 ほか――

はじめに

放射線治療の進歩は目覚ましい。以前は癌の三大治療の一つとして補助的な役割であったものが、最近は手術と同等の治療実績をあげている。すでに欧米では癌患者の半数以上が放射線治療である。

放射線治療が世界的に増えた理由は単純明快で、身体への負担が圧倒的に少ないためだ。放射線の副作用も当然あるが、外科手術で全身麻酔をした上、臓器を切ることに比べれば、痛みが少なく身体の回復も早い。時代がより低侵襲治療《ていしんしゅうちりょう》に向かう中でいま、放射線治療がさらに発展していくことは間違いない。

放射線治療といっても、種類や方法が増え、より専門的になっている。今回、徳植公一医師には、患者の立場から、「そもそも放射線とは何か、なぜ放射線で癌が死滅するのか」という基本的な知識から話を伺った。そして、安全でより有効な新しい治療法である『強度変調放射線治療《きょうどへんちょうほうしゃせんちりょう》（ＩＭＲＴ）』について解説をお願いした。

ＩＭＲＴは今までの治療よりも、患部（腫瘍）だけに放射線を集中させ、他の部分には極力放射線を当てないようにできる、画期的な治療法である。

インタビュー中、徳植医師に「理想とする放射線医とは」と訊《き》くと、間髪を入れずに「他の医師、スタッフと連携が取れることです」という言葉が返ってきた。特に放射線科は医学物理士などとの連携が不可欠な上、時に外科と連携して、手術前後に放射線を照射し、時に腫瘍内科と連携し、抗癌剤との併用などを行なう。放射線治療は「最新の設備と人間的な連携」が一体となって最大限の力が発揮されるという。それができるのが良い放射線治療医の条件ということである。

平成二十八年七月　　桜の花出版 取材班

●目次

第4章　これからの放射線治療

第1章　放射線治療の得意分野

いろいろな癌治療を組み合わせ効果を上げる

現在、癌の告知を受けた場合に示される治療方法は、「外科手術」「放射線治療」「化学療法（抗癌剤）」の3種類があり、これを癌の三大療法と呼んでいます。

最近では、手術、放射線治療、抗癌剤の三大治療を組み合わせる「集学的治療《しゅうがくてきちりょう》」を行なう場合も多くなりました。

その為に、「キャンサーボード」と呼ばれる診療科の垣根を超えた医師同士の検討会を行なう病院も増えています。外科手術、放射線治療、化学療法に携わる医師や医療スタッフが集まり、患者の症状、治療方針等を意見交換するための会議です。

近年は特に、放射線治療と化学療法の進歩が目覚ましく、治療法の選択肢も広くなっています。それに伴い、年齢や置かれた環境により、本人にとってまたご家族

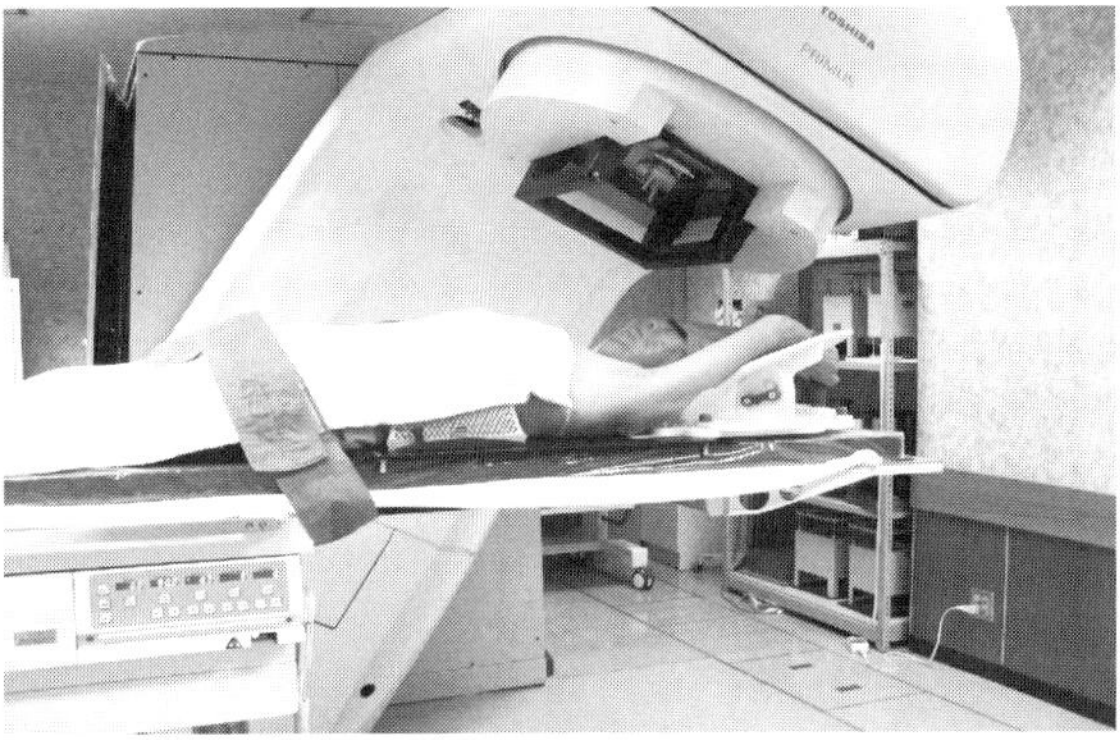

肺の最新放射線治療（ＩＭＲＴ）

近年、放射線治療機器の技術革新は目覚ましく、大きな進歩を遂げています。放射線治療の理想は「癌細胞にのみ集中して放射線を浴びせ、周囲の正常細胞には悪影響を与えない、ピンポイント照射」です。
現在では、技術革新により、癌細胞へのピンポイント照射の集中性が高まり、治療成績が大きく向上しました。

この写真は東京医科大学で行なっている、非小細胞肺癌Ｉ期に対する強度変調体幹部定位放射線治療の治療風景です。

にとってどういう治療方法が最適であるか、医師と十分に話し合い、納得して治療方針を決めることが大切です。場合によっては、セカンド・オピニオンとして主治医ではない別の医師に治療方針を聞くことをお薦めします。

放射線治療の長所

放射線治療の利点は、次の3つが挙げられます。

○機能と形態を温存する

放射線治療は、臓器を切ることがないのが最大のメリットといえるでしょう。手術による癌の切除は、癌のあった臓器・部位が失われるということでもあります。

○身体への侵襲《しんしゅう》が少ない

手術は、身体にとってとても大きな負担です。高齢者の方や他に病気があり手術

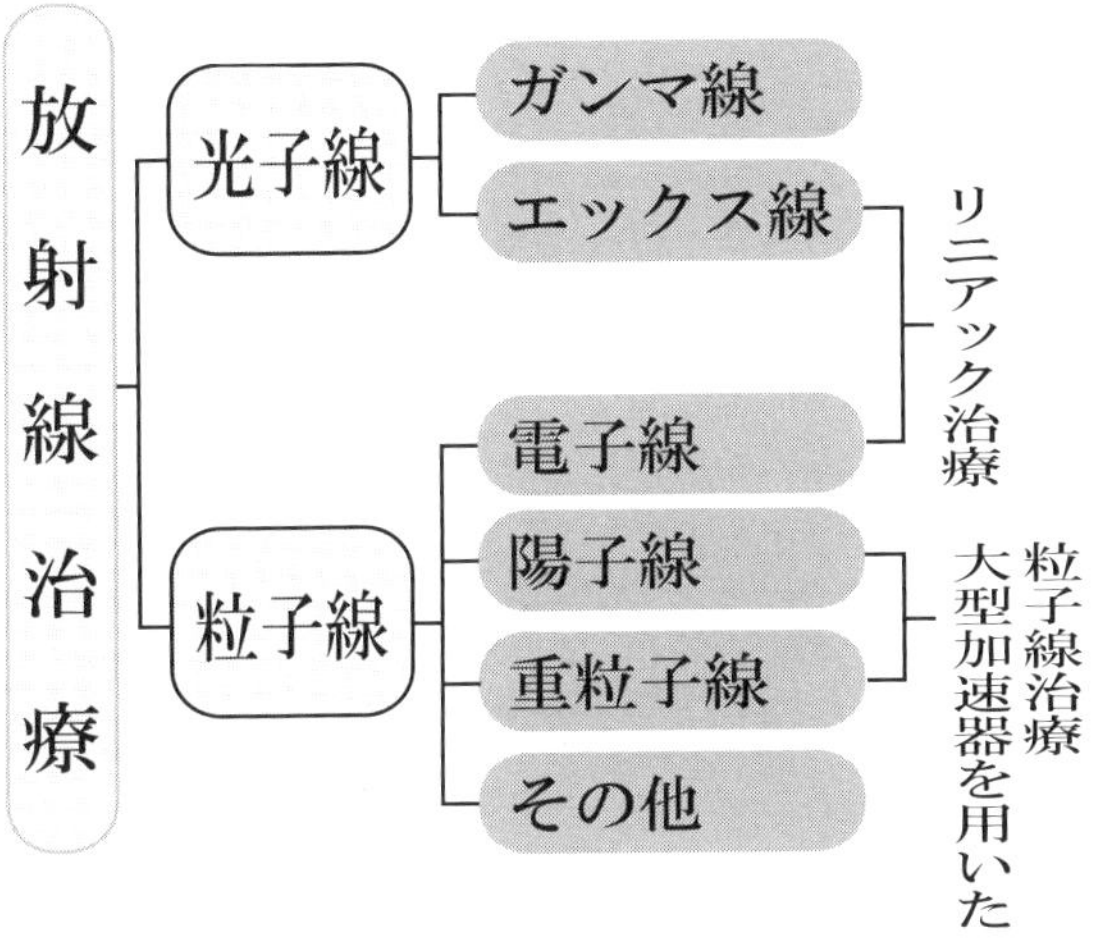

放射線治療に使用する放射線には、光子線（エックス線、ガンマ線）と粒子線（電子線、陽子線、重粒子線＝炭素イオン線）があります。癌を治療するための放射線は、高エネルギーの放射線発生装置（リニアック）、または大型加速器（サイクロトロン、シンクロトロン）から発生させます。放射線の量を計算し、癌を狙って複数回に分けて照射します。通常は、リニアックから発生させることができるエックス線、電子線が使われますが、国内にある数施設では、粒子線を使った電子線治療、陽子線治療、炭素線治療いわゆる重粒子線治療（自費）も行なわれています。

が受けられない人、全身麻酔が困難な人でも放射線治療を受けることができます。

○通院で治療が可能なケースが多い

放射線治療は、入院の必要もなく、通院で治療が可能な場合がほとんどです。会社を長期間休まなくても働きながらの治療も可能になります。

放射線治療の目的

放射線治療は、単独で行なわれる場合と、手術や抗癌剤と併用される場合があります。手術の前や後に放射線治療を行なうなど、癌の進行度によってそれぞれ異なる目的で行なわれます。

○根治的照射《こんちてきしょうしゃ》

根治とは、完全に治すことをいいます。放射線に有効なタイプの癌、比較的小さ

癌患者のうち放射線治療（併用も含む）を実施している患者割合

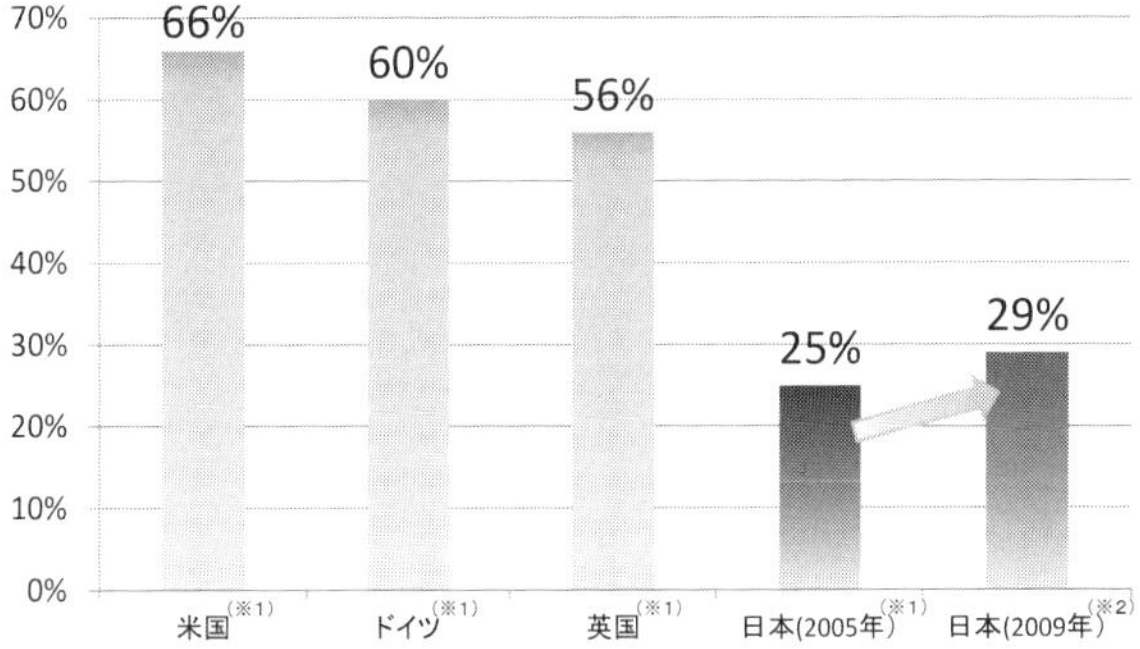

※1　第3回がん対策推進協議会資料（2007年5月9日）より
※2　地域がん登録全国推計(2006)及び日本放射線腫瘍学会2009年構造調査より作成

放射線治療の増加

日本では癌患者への放射線治療の頻度は、海外よりかなり少なく、これは放射線に対する拒絶感があるためと思われます。しかし、近年は、治療への理解が進み、治療法の進歩による治療効果の向上もあって、日本でも放射線治療が増加しています。

出典：厚労省ＨＰ
http://www.mhlw.go.jp/stf/shingi/2r9852000001sp25-att/2r9852000001spdf.pdf

な癌、手術で切除が難しい癌に対して、根治を目的に放射線を照射します。

○**緩和的照射**《かんわてきしょうしゃ》

放射線治療によって、延命、痛みを緩和することを目的とします。骨転移による痛み、脳転移による神経症状などを和らげます。

○**術前照射**《じゅつぜんしょうしゃ》

外科手術の前に癌に放射線を当て、癌を小さくし、手術で切除する癌組織を少なくしたり取りやすくする目的で行なうものです。

○**術中照射**《じゅつちゅうしょうしゃ》

手術中に行なう放射線治療を、術中照射と呼びます。病変を直接目で見て、重要臓器を照射野から外して、照射することができます。

○**術後照射**《じゅつごしょうしゃ》

外科手術で取り切れなかった可能性のある癌に対して、放射線を当て、癌の再発を防ぐものです。

放射線を当てて癌が死滅する仕組み

放射線を安全に使い、癌を根治させたり、増殖を抑えたり、痛みなどの症状を緩和させることができます。その仕組みを簡単に解説します。

放射線を繰り返し癌細胞に照射すると、細胞のＤＮＡは損傷を受け、細胞分裂ができなくなる分裂死、細胞が自ら死んでいく過程であるアポトーシスという現象を起こし、死滅していきます。

正常な細胞も損傷は受けるものの、ある程度自己修復ができる為に時間と共に回復します。放射線治療は、この癌と正常細胞との回復能力の差を利用したものです。

つまり、癌細胞は、制御不能に異常に増殖を続けますが、放射線によるダメージへの修復力が低いため、繰り返しの放射線照射でダメージが蓄積して死滅します。正常細胞は、この修復力が高いため、最終的なダメージは小さくてすみます。これが、正常臓器を守りながら癌を消滅させる放射線治療のメカニズムです。しかし、正常細胞へのダメージが副作用となって現われることがあるため、最新治療では、放射線が照射される範囲をできるだけ絞り込み、正常な細胞をさらに保護するように試みられています。

放射線治療がよく効く癌と放射線治療の種類

放射線治療が有効な部位は、脳腫瘍・頭頸部癌・肺癌・乳癌・食道癌・肝細胞癌・膵臓癌・前立腺癌・子宮頸癌・悪性リンパ腫などです。

また、放射線治療とは、次の３つに分類できます。

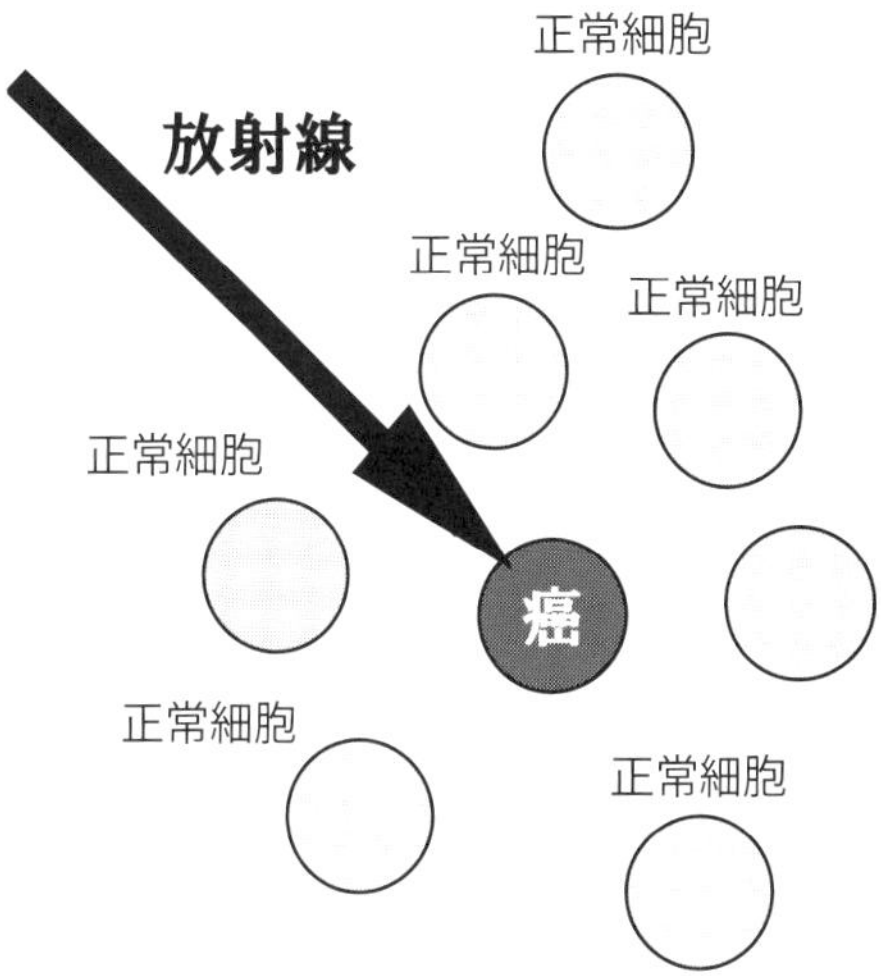

放射線治療の進歩

放射線治療は、放射線を正常細胞にはできるだけ照射せず、癌細胞に選択的に照射することを目的として、色々な方法が試みられてきました。

正常細胞と癌細胞では、放射線に対する感受性が違い、正常細胞の方は、放射線を受けても修復する割合が高い反面、正常細胞へのダメージが副作用となって現われてしまう場合もあります。

○外部照射《がいぶしょうしゃ》

体外から遠隔照射装置を用いて、病巣に放射線を照射する一般的な方法です。通常はリニアック（医療用直線加速器）という装置から、高エネルギーのエックス線や電子線を使って癌に照射をします。外部照射のポイントは、照射する目的の癌だけに放射線を集中させて、周辺の正常組織にはなるべく放射線を当てないことです。その為に、複数の方向から放射線を当てることが一般的です。

定位放射線治療、強度変調放射線治療など、新しい技術が開発されています。

○密閉小線源療法《みっぺいしょうせんげんりょうほう》

放射性物質を小さな管、針、粒の形状に密封した線源を使った治療です。癌の患部に入れ留置したり、患部の近くに配置して照射する方法です。この治療は癌に高線量が当たり、他の部分に影響が少ないことが優れた点です。主に、子宮頸癌、前

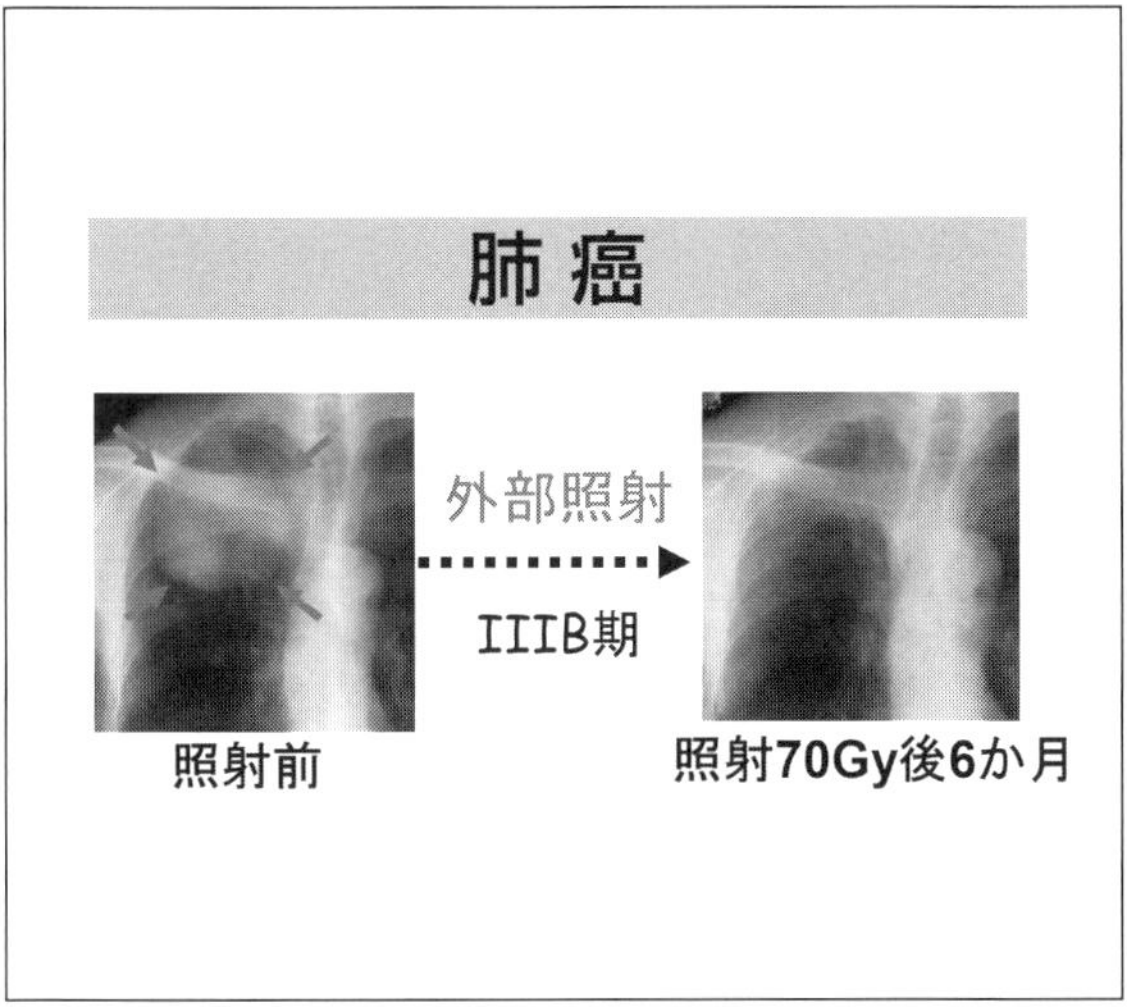

放射線治療の画期的な効果

（写真説明）

右肺の上部の丸い影が消滅している。

出典：内閣府原子力委員会ＨＰ
http://www.aec.go.jp/jicst/NC/iinkai/teirei/siryo2008/siryo05/siryo1-2.pdf

立腺癌、舌癌の治療に使われます。

○非密封放射線治療《ひみっぷうほうしゃせんちりょう》

放射性物質を、経口や注射などによって体内に直接使用する治療法です。代表的なのは、甲状腺癌の治療で使われる放射性ヨードを経口投与する方法です。ヨードが甲状腺に取り込まれる性質を利用し、患部である甲状腺に放射線を当てることができます。また、ストロンチウム89というベータ線を出す放射性物質を注射することによって、骨転移の癌を治療する方法もあります。ストロンチウム89は、カルシウムと同じように骨に吸収されるので、骨転移の癌に対してベータ線が照射され痛みを和らげる効果もあります。

晩期副作用の例

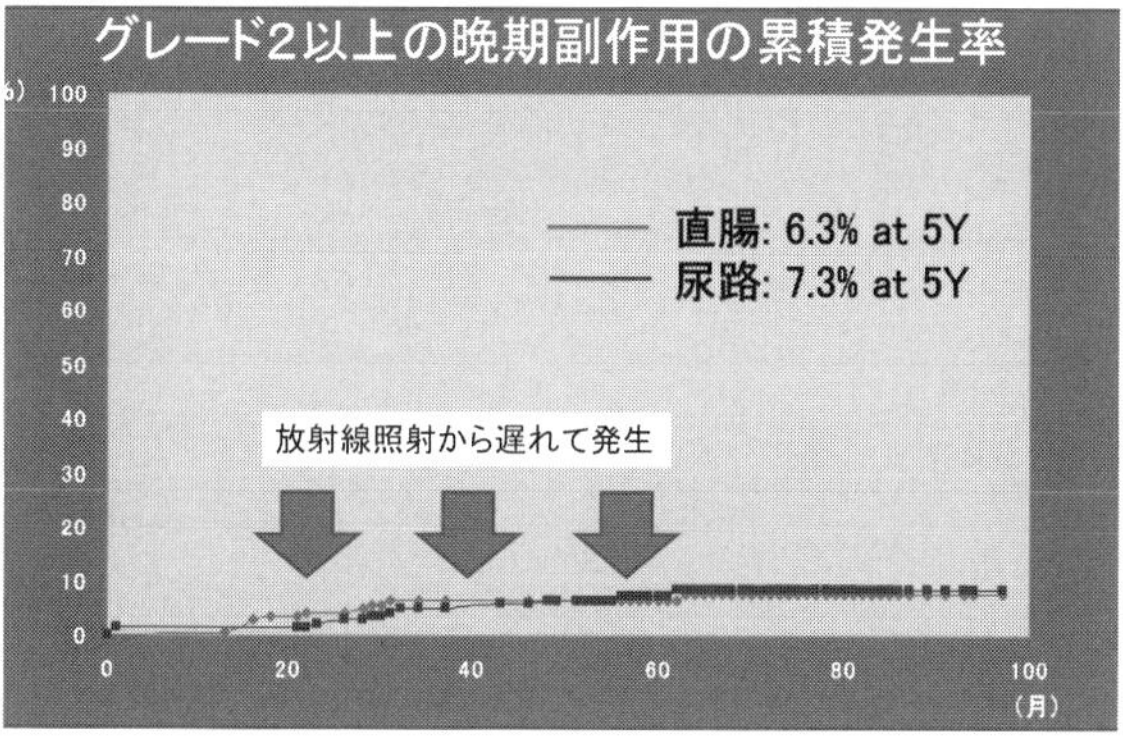

第23回日本高精度外部放射線照射研究会
グレードはRTOG / EORTC による

治療終了後半年以上経過して現れる副作用を、晩期副作用と呼びます。肺繊維症、脳障害、食道狭窄、心不全、肝萎縮、膀胱炎、血尿、下血などがあります。

重い障害が現れるものは極めて稀《まれ》といわれており、治療前から必要以上に気に病むことはありませんが、治療後、異常を見過ごすことのないよう、副作用の正しい知識を持ち、治療後５年間は診察を継続する必要があります。表の「グレード２」とは、放射線治療開始 90 日を超えてから発症した副作用をレベル０からレベル４で分けた指標です。

出典：厚労省 HP
http://www.mhlw.go.jp/stf/shingi/2r9852000001sp25-att/2r9852000001spdf.pdf

知っておくべき副作用

放射線治療にも副作用はあります。事前によく医師と話し合い、本人も家族も十分に治療法を理解して治療計画を立てましょう。

○急性期の副作用

放射線治療中、もしくは直後に起こる副作用です。放射線は正常な細胞にもある程度は影響を与えます。照射により炎症が起こることがあります。しかし、急性期の副作用は、時間と共に回復することが殆どです。

○晩期の副作用

一定以上の線量を照射すると、半年から数年後に副作用が生じることがあります。傷口が硬くなるように照射された部位の組織は線維化《せんいか》し、重篤化すれば血管やリンパ管が細くなり、閉塞、潰瘍が生じる場合もあります。

ピンポイント化が進む放射線の最新治療

近年の放射線を照射する機器の発達は、目覚ましいものがあります。

◆強度変調放射線治療《きょうどへんちょうほうしゃせんちりょう》（IMRT）

外部から行なう放射線治療で、東京医大では特殊な補償フィルターを作り、多方向から放射線を照射することで、以前よりさらに腫瘍の形に合わせて照射でき、正常細胞への照射を少なくすることができます。通常はエックス線を用います。通常の健康保険が適応されます。

◆定位放射線治療《ていいほうしゃせんちりょう》

放射線を従来より癌に集中的に照射し、癌を根絶する手法です。「手術的照射」と呼ばれることもあります。ガンマナイフ、サイバーナイフも、この定位放射線治療です。

◆画像誘導放射線治療《がぞうゆうどうほうしゃせんちりょう》（IGRT）

放射線治療室で患者さんに治療を行なう直前にCT検査、超音波検査、エックス線撮影を行ない、その画像により癌の位置を確認しながら行なう放射線治療のことです。医師は画像情報を検討し、治療を変更する必要があるかどうかを判断します。

◆粒子線治療《りゅうしせんちりょう》

陽子線治療は陽子を、重粒子線癌治療は炭素イオンを、加速器で光速の約60%〜70%まで加速し、癌病巣に狙いを絞って照射する最先端の放射線治療法です。

最先端放射線治療の比較

	ＩＭＲＴ	陽子線治療	重粒子治療
使う放射線の種類	光子線 エックス線	粒子線 水素原子核	粒子線 炭素イオン
効果比率（Ｘ線を１とした時）	1	1.1	3
保健適応	あり	なし	なし
治療費（前立腺癌の場合）	約 42 万円（保険適応 3 割負担）	約 289 万円国立癌センター東病院の場合	約 314 万円重粒子医療センター病院の場合
実施施設数	約 80 施設	7 施設	3 施設
長所	・医療費抑制 ・これまでのＸ線治療より集中的に照射 ・正常細胞への負担が減る	・癌細胞だけにこれまでより強力な放射線を照射できる	・癌細胞だけにこれまでより強力な放射線を照射できる ・陽子線よりも生物学的効果が高い
短所	粒子線治療に比べ正常細胞へ負担がある	高額	高額

表にあるＩＭＲＴ（高度変調放射線治療）は、通常のＸ線での治療と比べて、集中性が高められています。

上記のように一長一短があり、医師とよく相談して、方針を決める必要があります。

知っておきたい、放射線治療を支えるチーム

放射線治療は、複数の専門職によるチーム医療なので、治療を受ける病院に、必要な専門職、十分な人数が揃っていることが重要です。

○放射線腫瘍医

放射線腫瘍医は、放射線治療の責任を持つ専門医です。放射線腫瘍医は、放射線治療チームの他のメンバーと一緒に、治療計画を立て、線量処方を行ない、それぞれの治療が正確に行なわれるように確認を行ないます。また、治療の進み具合を把握し、最善の治療を受けられるよう、必要に応じて治療を調整します。

放射線腫瘍医は、腫瘍内科医や外科医など他の癌専門医の全メンバーと密接に協力して治療を行ないます。一定の技量に達した放射線腫瘍医に、日本放射線腫瘍学

会は、「放射線治療専門医」という資格を与えています。

○医学物理士

医学物理士は、放射線腫瘍医と協力して治療計画と治療を実施します。また、線量測定士の業務を監督し、複雑な治療が最適なものとなっていることを確認します。さらに放射線治療機器や治療手順に関する品質管理プログラムの作成、監督を行ない、放射線ビームの精密な測定や、その他の定期的な安全性検査により放射線治療機器が適切に機能していることを確認します。ただし、日本では医学物理士が勤務している病院は極めて少ないのが現状です。

○線量測定士

線量測定士は、放射線腫瘍医や医学物理士とともに、放射線量を注意深く計算し、腫瘍に十分な放射線があたるようにします。コンピューターを使って、正常組織を温存しながら癌細胞を最大限に死滅させる治療計画を立てます。日本ではこの職種はなく、放射線腫瘍医がこの業務を行なっています。

○放射線治療技師

放射線治療技師は、放射線腫瘍医の監督の下で、医師の処方に従って日々の放射線治療を行ないます。放射線治療技師は業務日誌をつけ、放射線治療装置の定期点検により、適切に機能していることを確認します。

○放射線治療看護師

放射線治療看護師は、治療チームの全メンバーと協力して、治療前、治療中および治療後の患者さんと家族のケアを行ないます。放射線治療看護師は、起こる可能性のある副作用とその対処法を説明します。治療中は、患者さんの状態について観察していて、何か変化があったときは、医師にすぐに連絡し、きめ細やかな治療のサポートを行ないます。

一番身近なエックス線を使った検査

エックス線を使った検査で一般的なものにレントゲン検査があります。乳癌を検査するマンモグラフィもエックス線を使っています。ＣＴ検査は断層撮影といって、エックス線で全身をスライスした状態に撮影できます。

最近はＰＥＴ（ペット）と呼ばれる検査も増えてきました。癌はブドウ糖を取り込む性質があるので、ブドウ糖に放射性フッ素を付けて、その集まり具合で癌がどこにあるのか分かるというものです。ＰＥＴ検査とＣＴ検査を組み合わせたＰＥＴＣＴという検査方法も登場し、より正確な診断ができるようになりました。

ＭＲＩ（核磁気共鳴画像法）検査は、ＣＴ検査より画像が鮮明でありながら、放射線ではなく磁場を使った検査方法なので、被曝しないというメリットがあります。

癌の予防

癌の発症は、日本人男性の場合約3割は喫煙が原因といわれています。女性の場合、一位は感染です。感染といっても、癌が人から人へと感染することはありません。感染とは、癌の原因になっているウイルスや細菌のことを指します。代表的なのは、「パピローマウイルス」感染から子宮頸癌が、「C型肝炎ウイルス」感染から肝臓癌が、「ヘリコバクター・ピロリ菌」感染から胃癌が発症するケースです。

男性の場合は、禁煙が予防の第一歩です。本人が吸う煙と同様に、周囲の人が受動的に吸ってしまう副流煙にも発癌性があり、禁煙は、本人と周囲の人の癌予防につながります。女性の場合は、定期健診を行なうことにより、感染による発癌の早期対処が可能となります。

日本人における癌の要因

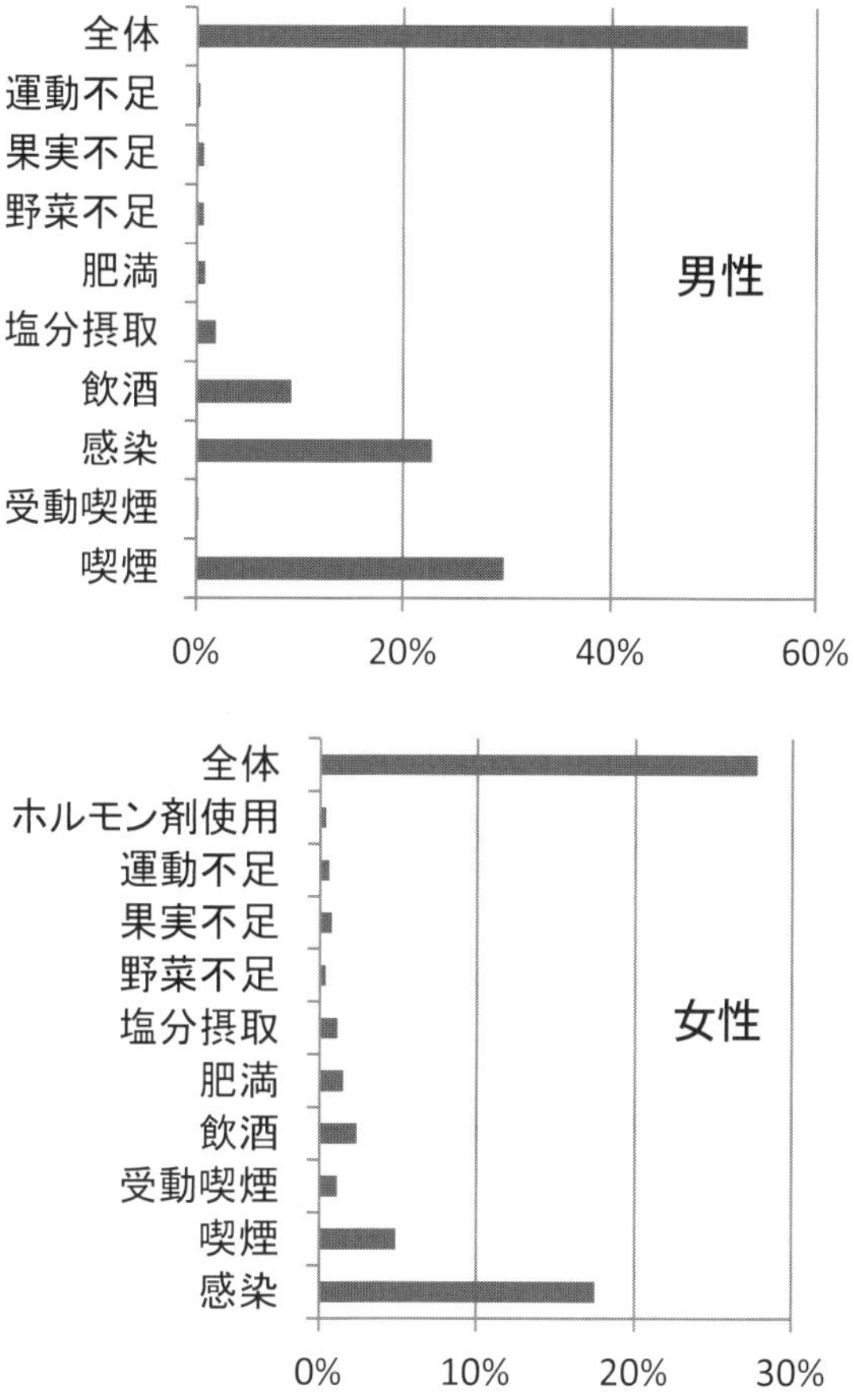

全体は、２つ以上の生活習慣が複合して原因になる場合を示します。

Inoue, M. et al.: Ann Oncol, 2012; 23(5): 1362-9 より作成

放射線治療の最先端を行く、東京医科大学病院の放射線科教授・徳植公一医師への核心をついたインタビュー内容です。

第2章　最新の放射線治療

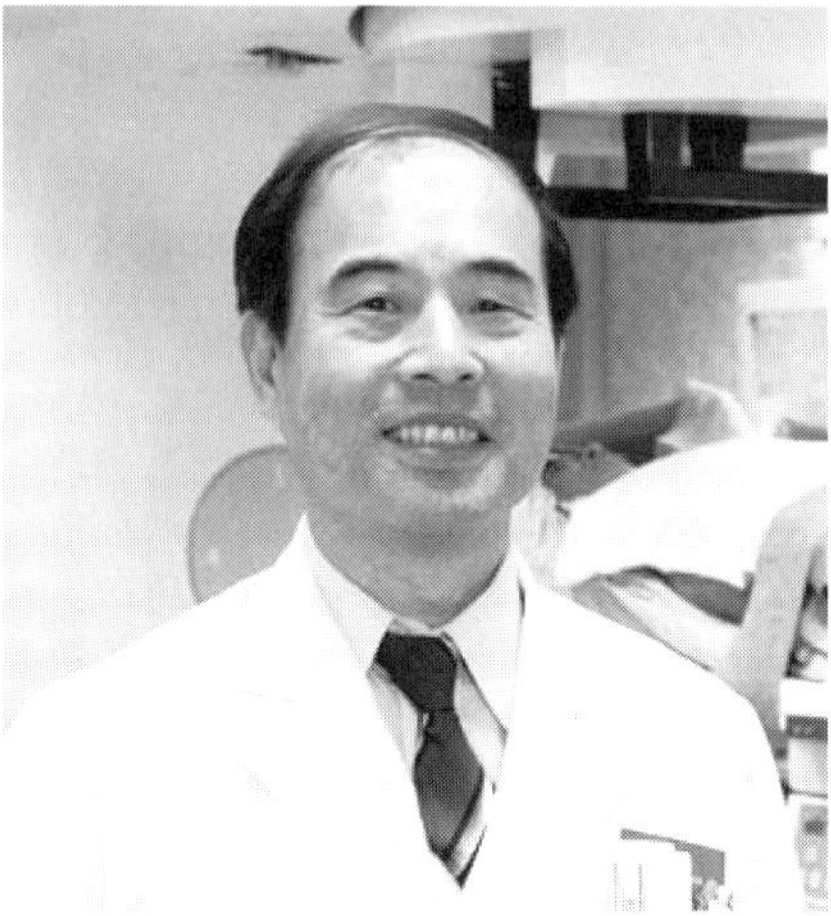

徳植《とくうえ》 公一《こういち》 医師（放射線科）

東京医科大学病院主任教授
1976年　東京大学工学部産業機械工学科卒
1981年　大阪大学医学部卒業
同年同大学第二内科、国立がんセンター放射線治療部を経て、筑波大学陽子線医学利用研究センター勤務の後、2008年に東京医科大学放射線科主任教授に就任。
日本医学放射線学会放射線治療専門医
日本放射線腫瘍学会認定医
第一種放射線取扱い主任者
日本医学放射線学会・日本癌治療学会・日本放射線腫瘍学会・米国放射線腫瘍学会　所属

新しい癌の放射線治療、強度変調放射線治療《きょうどへんちょうほうしゃせんちりょう》（ＩＭＲＴ）

――癌の三大治療として、外科手術、放射線治療、化学療法（抗癌剤）とあります。最近、特に放射線治療と化学療法の進歩が目覚ましいと言われています。
　徳植先生がされている、癌に有効な新しい治療法、強度変調放射線治療（ＩＭＲＴ）は、今までの放射線治療と何が違うのか、という点から解説して頂きたいと思います。

徳植　ＩＭＲＴ（強度変調放射線治療）は、腫瘍部分に放射線を照射して治療する照射技術であり、その点ではこれまでの放射線治療と同じです。ただし、通常の放射線治療の場合、照射する領域内の放射線は強さがすべて均一なのに対して、ＩＭＲＴではコンピューターで治療に最適な線量分布（吸収具合）を計算し、そのデータをもとに放射線の強度を不均一（強度変調）に照射します。それにより、従来より正常組織に照射する線量が減り、より治療効果を高めながら、放射線による合併症のリスクを軽減することが可能になりました。従来の放射線治療の考え方は放射線を当てた時に、実際にどの程度当たっているかをシミュレーションし、それが妥当であれば治療を行なうというものでした。それに対して、ＩＭＲＴは、標準体積に投与する線量、危険臓器の限界線量、体積を最初に設定するという、「コペルニクス的転回」の考え方に立つ放射線治療であるといえます。

ＩＭＲＴはコンピューターによる複雑な計算で、体内での放射線照射分布を計画し、それによって今までより理想的な放射線の線量分布が得られます。放射線はある一定の方向へ照射され、その一つ一つを門（英語ではPort）と言いますが、一門の照射だけ見ますと不均質な線量分布となっています。それを、複数の方向から当てることで、結果として腫瘍に対しては、非常に均質でたくさんの線量が当たり、正常組織に当たる線量が少なくて済みます。

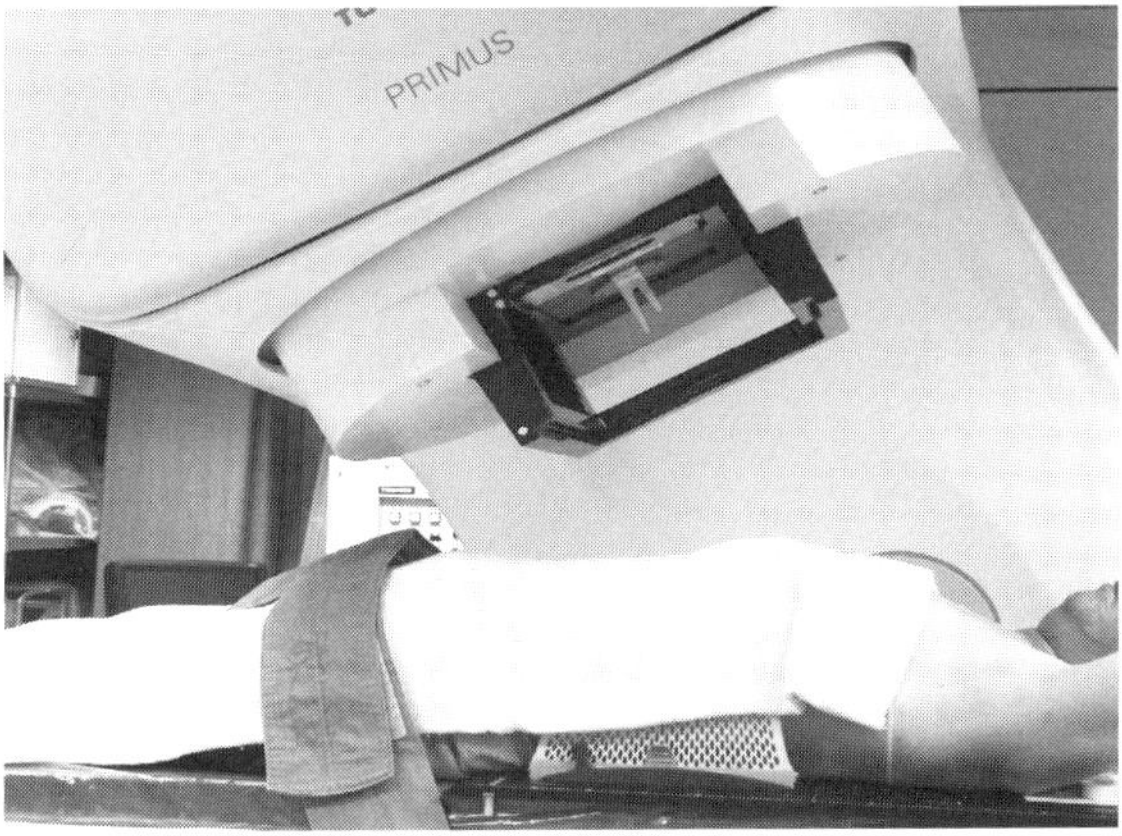

強度変調放射線治療《きょうどへんちょうほうしゃせんちりょう》（ＩＭＲＴ）

治療台、照射ヘッドを回転することにより、様々な方向から照射をします。それぞれの照射ごとに患者さんに合わせて作成した補償フィルターを付け替えます。補償フィルターの取り違えがないように、治療する患者さんの照射門の時にしか照射できないようにICチップで管理されています。

また、この補償フィルターを患者さんの上に落とすことがないように、慎重に配慮されています。

今までの方法はまず計画を立て、コンピューターでシミュレーションし、実際に見て良いかどうか検討します。いわゆるトライ&エラー法です。それに対して、強度変調放射線治療は逆で、先にコンピューターに最適なものを計算させ、計画していきます。できるだけ放射線を患部に集中させて、正常細胞に当たる放射線量を減らして、有害事象、いわゆる副作用を減らしていきたいと考えています。

そのために、この強度変調放射線治療(IMRT)、定位放射線治療など、放射線をできるだけ集中させて、無駄なところに放射線をかけないような治療に力を入れています。

患者さんに合わせて作る強度変調放射線治療の補償《ほしょう》フィルター

――放射線治療の新しい治療法ということですね。IMRTで使う、線量を集中させる

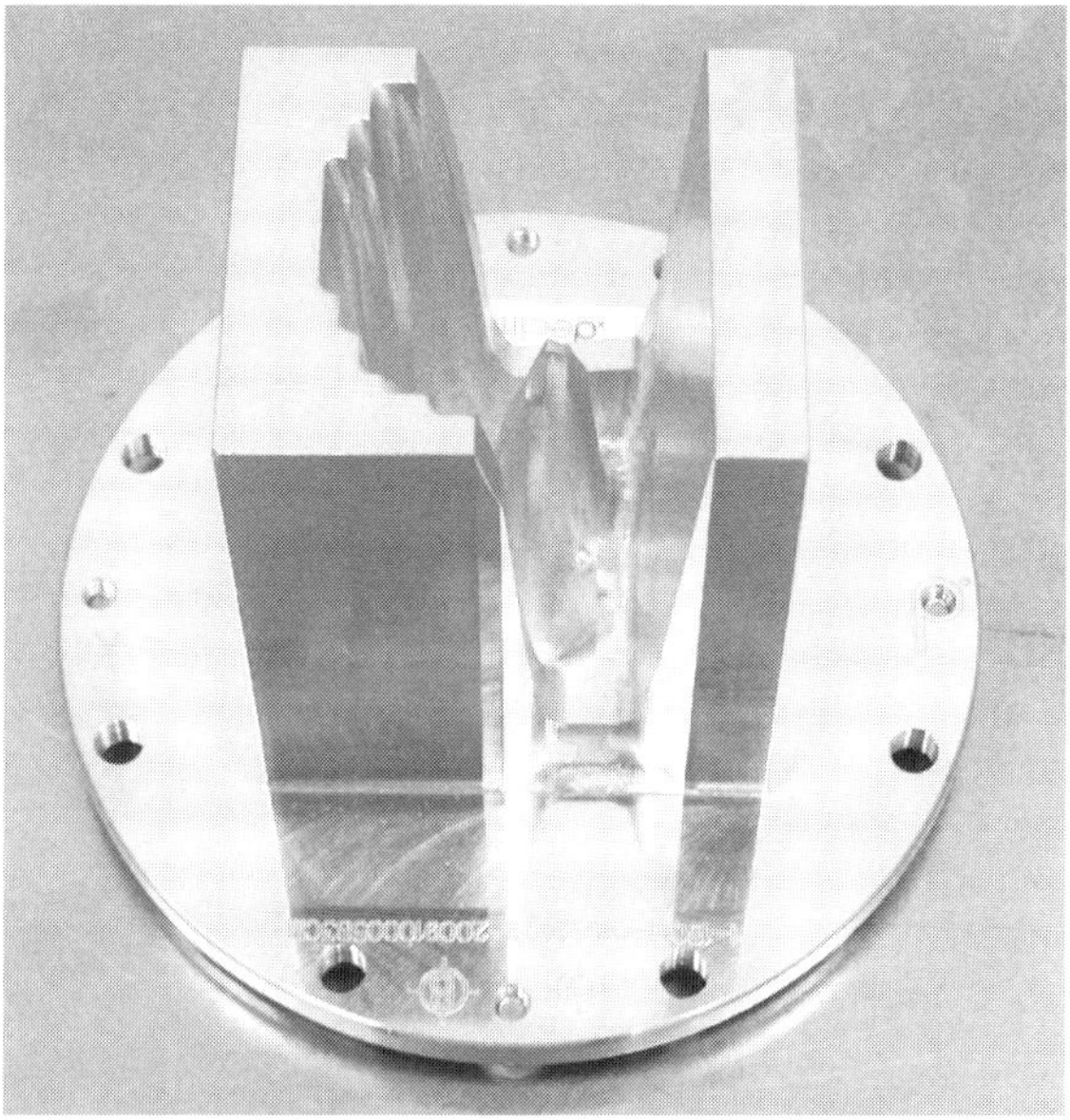

補償フィルターを用いたＩＭＲＴの特徴

・通常のマルチリーフコリメータ（MLC: 多段階絞り装置）を用いる、強度変調放射線治療に比べて、少ないMU値（放射線出力）で治療ができるため治療時間が短縮できる。つまり、患者さんの負担が少ない。

・補償フィルターをＸ線が通過するときに低いエネルギーの放射線が除去されるために、皮膚の線量を減らせるので皮膚の反応が少ない。

・動く部分がないため毎回同じ線量分布で照射可能。

・肺癌などは固定具で少し呼吸を制御して照射する。

真鍮《しんちゅう》製の補償フィルターは、非常に変わった形をしていますね。

徳植　強度変調放射線治療の補償フィルターは、エックス線の場合は、真鍮（主に銅と亜鉛・鉛の混合物）です。いろいろな複雑な形をしていて、これでエックス線の強度を変え、濃淡のあるエックス線が出せるのです。

これは、患者さんごとに、オリジナルで作ります。そういう意味では、オーダーメイド医療なのです。現時点では、アメリカの『.decimal.Inc.（ドット・デシマル社）』という会社に注文を出します。メールで補償フィルターの情報を伝えて作って貰うのです。アメリカから空輸され、実際に求める線量が得られるかを検証してから治療に使っています。

アメリカに注文する利点は、日本の夜に情報を送ると、アメリカでは朝なので、メールが着いた時から作り始め時差が有効に使えることですが、全体で1週間位かかります。それから検証していると、どうしても治療開始まで2週間弱位はかかってし

強度変調放射線治療（ＩＭＲＴ）

三次元原体照射　　　　ＩＭＲＴ

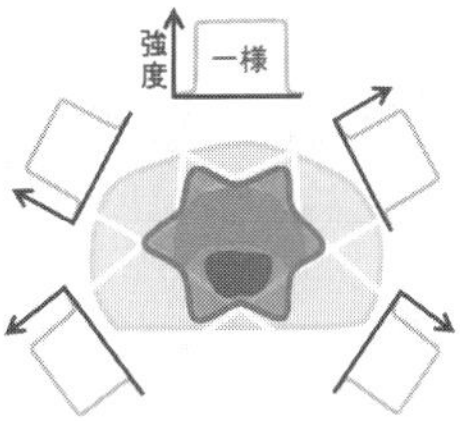

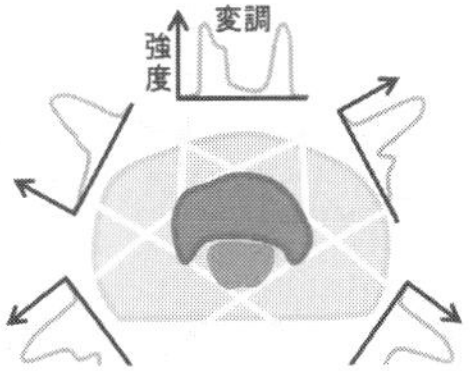

特殊な補償フィルターをいくつも使い、従来の放射線治療と比べて、癌に集中的に放射線を当てることができるため、より強力に放射線を照射し、治療効果を上げています。

まいます。

今は、アメリカで作っていますが、今後は日本で作れるように計画しています。そうなれば、もっと時間を短縮できるようになります。

補償フィルターの値段は一つ5万円位です。平均で、一人あたり5個作っていますので、25万円位になります。これは、病院が負担しています。しかし、強度変調放射線治療は、幸いなことに保険点数が高く設定されているので、病院が負担する分は問題なく、カバーできています。

放射線を複数の方向から当てるので、それぞれの方向からオリジナルの補償フィルターが必要で一個5万円かかるわけです。5門5方向からの照射でどうしても上手くいかない時は、7門で7個必要になることもあります。

患者さんにとっては保険が適応されますので、『高額療養費制度』を適応すれば、一定額で収まると思います。

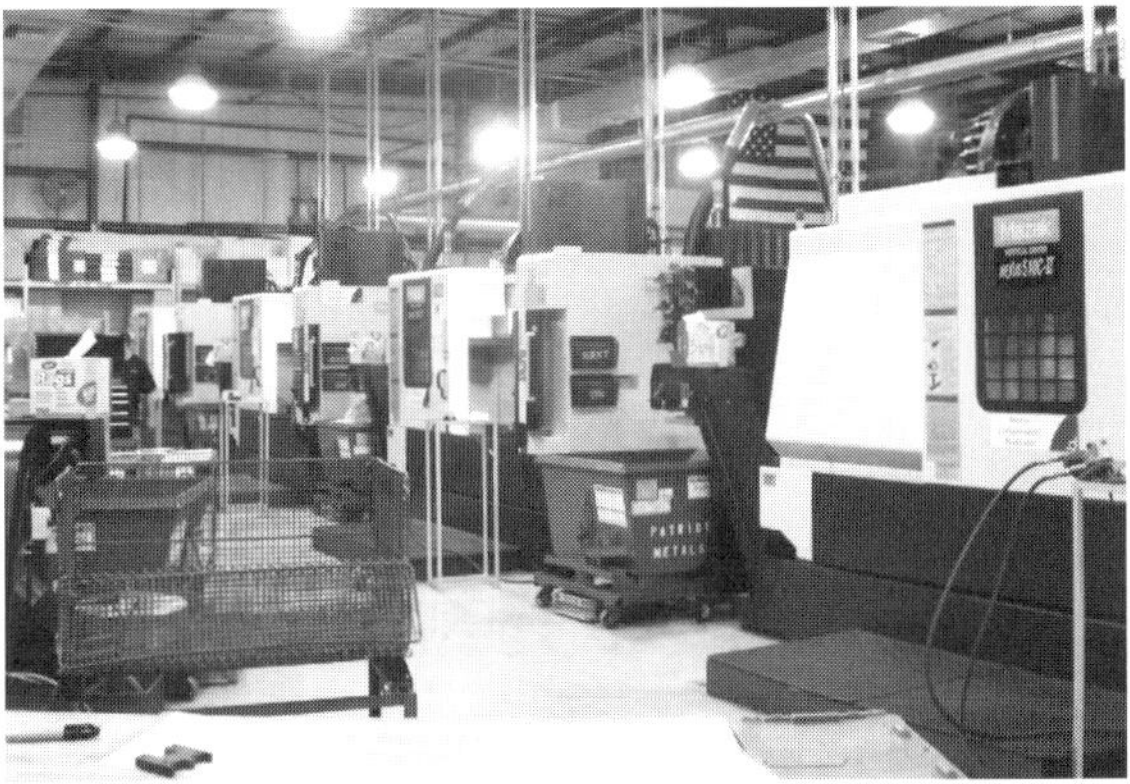

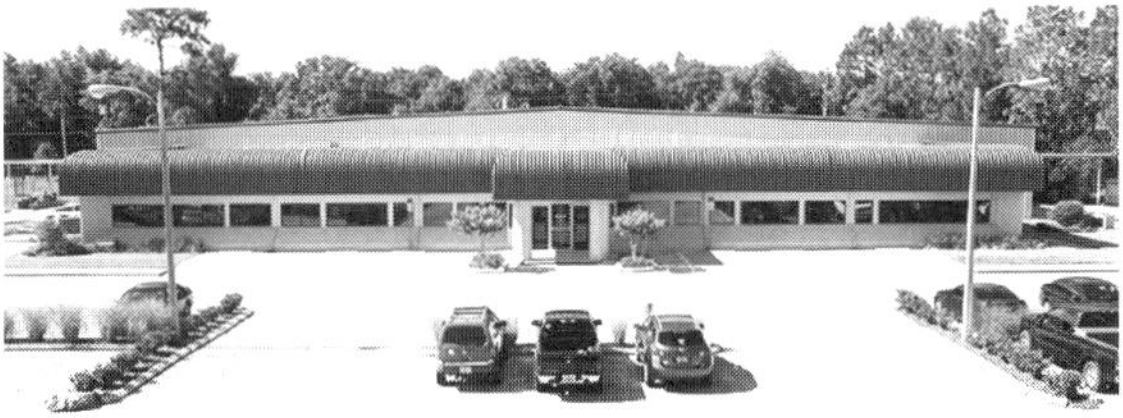

補償フィルターの製作

フロリダにある製作工場に 50 名以上の従業員がいます。
上：完全コンピューター制御下で、日本製の 30 台を超える切削マシンが稼働しています。補償フィルターの注文を朝に受け、夕方には作成完了し出荷しています。
下：フロリダ州オーランドにある本社。
　この建物の奥に、上段の工場があります。

――1回の治療時間はどの位ですか。また、何回位治療をするのですか。

徳植　治療はあっという間に終わります。補償フィルターをかけて強度変調するため最大の出力が出せますので、大体、一回15分位でしょうか。それも、殆どはセットアップの時間ですので、実際に照射されているのは5分位です。これを肺の場合は30回、前立腺の場合は39回、頭頸部は35回、約6~8週間かけて照射します。

厚労省の施設基準を満たす病院のみが導入可能

徳植　こういう方法が、実際にできるようになったのは、大きな進歩だと思います。それには、コンピューターの進歩がベースにあり、また、一方には画像診断の技術も向上してきたため可能となりました。こうした背景のもとで放射線治療が進歩し、強度変調放射線治療ができるようになったのです。

強度変調放射線治療の検証

作成された補償フィルター

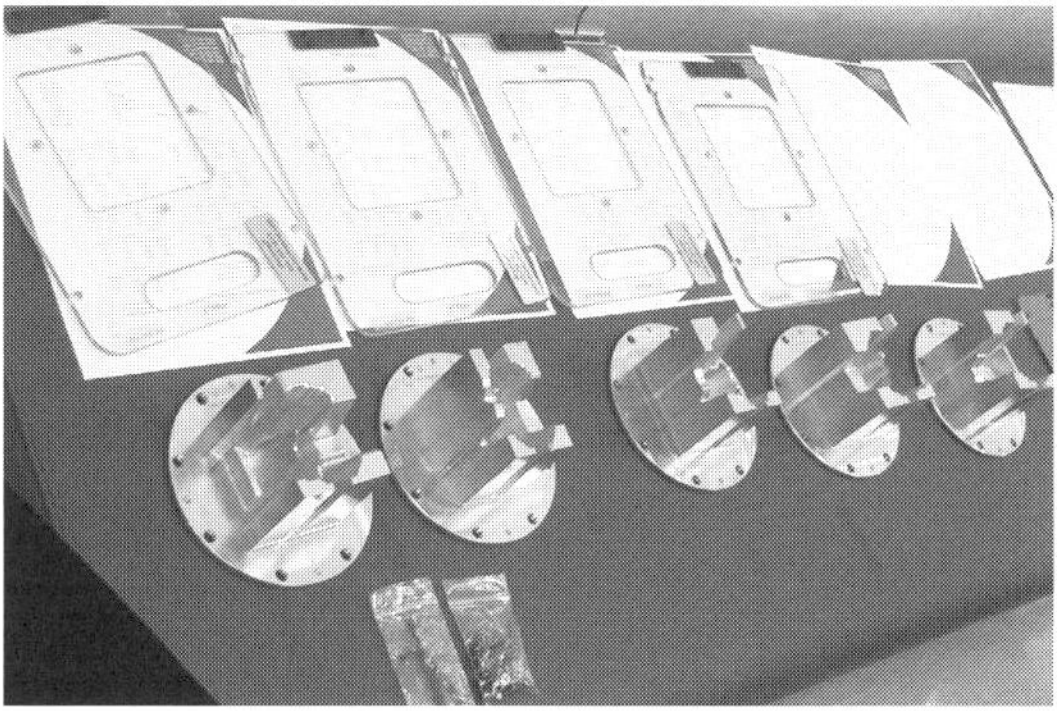

病院での検証

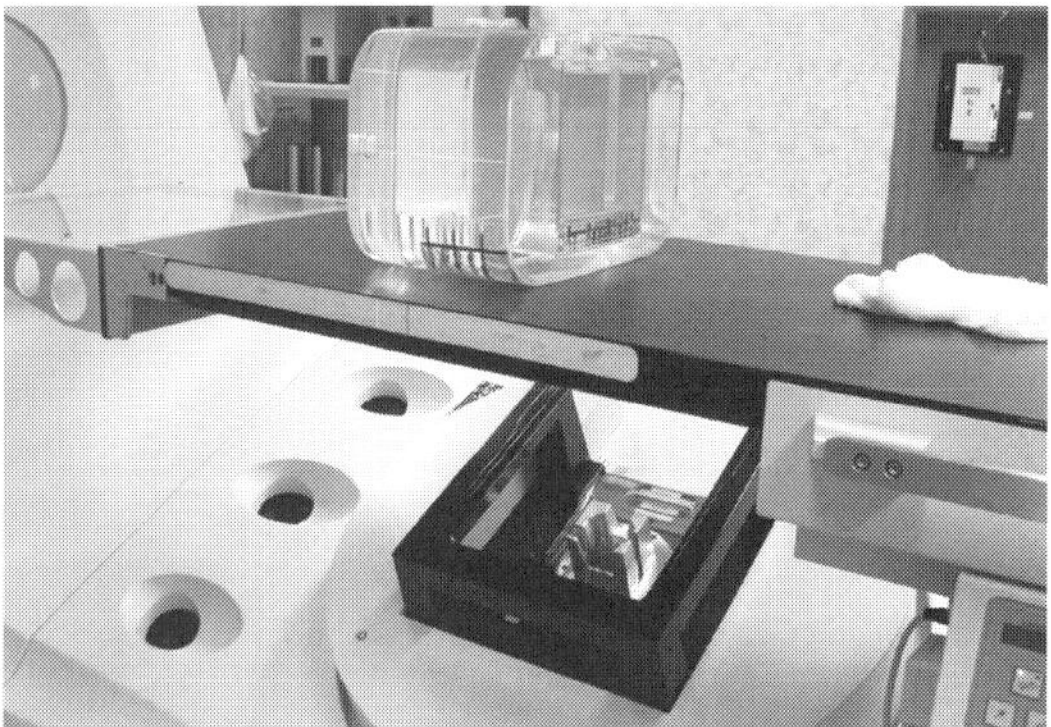

治療前には、実際の治療に用いる補償フィルターを用いてファントム（人体模型）に照射して、線量計算と実際の測定の一致度を評価します。高い一致率を確認してから実際の治療に用います。

このように強度変調放射線治療というのは、画期的な考え方で、実施する病院が少しずつ増えていますが、急激には広まっていません。

その理由は、この治療法が、非常に複雑で手間がかかるということ、また、厚労省が、実施できる施設に基準を設けているからです。特殊な機械が必要であり、放射線治療に専任する医師が2人以上いなければいけません。お互いにチェックできる状況にするためです。また、技術レベルの高い放射線技師も必要です。だから急速ではありませんが、着実に広がってきています。また、この治療法は最先端の医療でありながら保険適応になっています。

腫瘍に対して当てる放射線の量、重要臓器に対する線量制約を細かく設定する必要があるので、治療計画を立てるのに、時間がかかります。そして、複雑な治療計画が実際にどうなるのかということを検証する必要があり、検証して、治療計画通りに放射線がかかっているということを確認してから、はじめて治療を行ないます。

補償フィルター

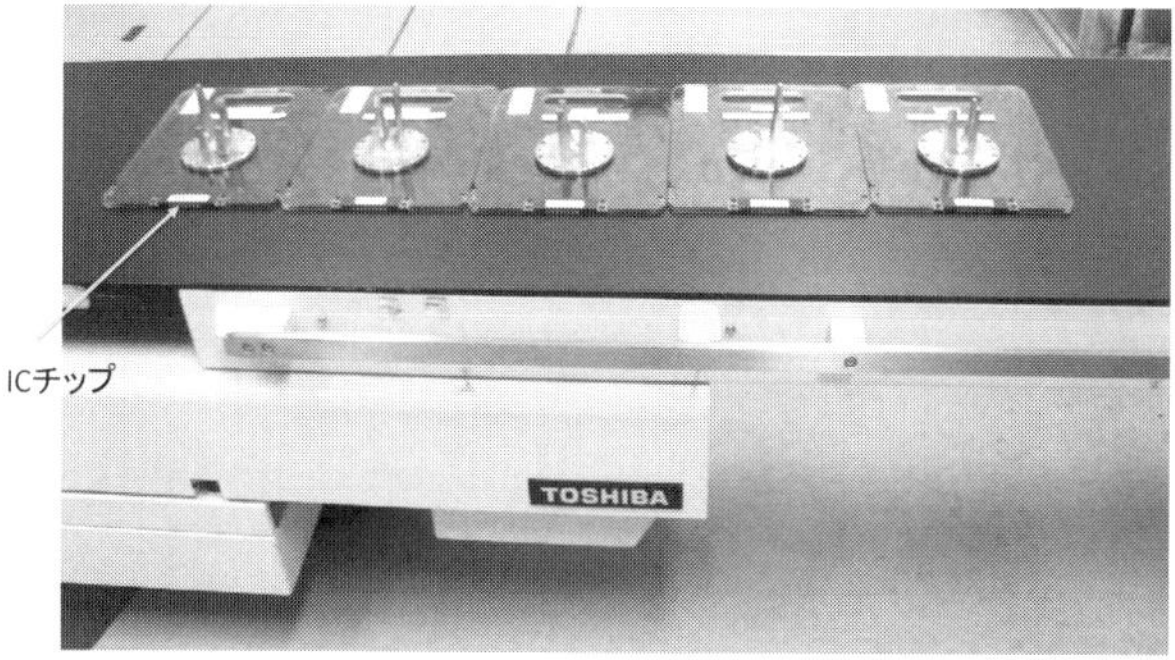

通常一人あたり5個の補償フィルターを用います。つまり、5方向から三次元的に照射します。
また、補償フィルターにはICチップがついており、患者の間違い、補償フィルターの付け間違いを防ぐようにしています。

特殊な乳癌（内胸動脈《ないきょうどうみゃく》リンパ節）にも活用

――先生は、電子線の強度変調治療もされていますね。電子線とエックス線の違いを含めて、一般には分からないと思いますので解説をお願いします。

徳植　電子線を用いた強度変調治療も行なっています。

普通、強度変調放射線治療にはエックス線を使うのですが、電子線で治療するメリットがありますので、それを強度変調放射線治療の中に取り入れています。この方法は、適応となる患者さんはかなり限られますが、適応になる患者さんには非常に良い治療結果になると思っています。

具体的には、乳癌の胸壁《きょうへき》照射、内胸動脈リンパ節への治療に使われます。両方の治療が必要な場合、普通の胸壁照射と内胸動脈リンパ節への照射を分けて行ないま

乳癌の進行度と 10 年生存率

（1990 年治療開始）

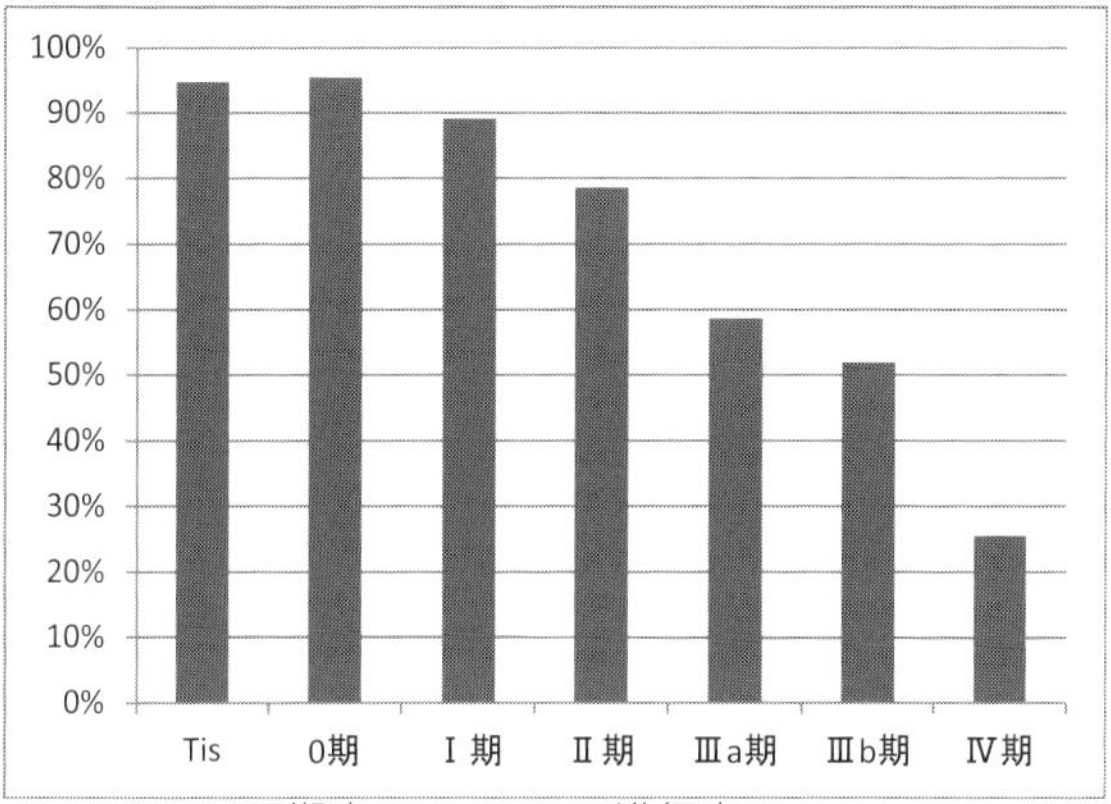

早期癌　進行癌

癌の治療方法は、癌の種類、進行度合い、年齢、ほかにかかっている病気の有無などで、手術、放射線治療、抗癌剤、またその組み合わせが検討されます。

早期癌ほど、治療成績は上がっています。

（日本乳癌学会　全国患者数調査報告書第 29 号）

す。一緒に照射することもありますが、両方を一緒に照射すると、どうしても肺に当たる線量が増えてしまうからです。

しかし、別々に照射すると、照射と照射の継ぎ目の問題があります。きれいにぴったり一致させて照射できませんので、ある所は過線量になったり、ある所は低線量になったりします。こういうことを避けるために、強度変調電子線治療で、補償フィルターを使って、一度に治療します。胸壁照射にも内胸動脈リンパ節にも、きちんと照射するということが実現できます。

結果を総括するためには、乳癌の場合、治療後の長期の経過観察が必要なため、臨床的な結果はまだ出ていませんが、治療上の線量分布は非常に良いです。厳密な臨床的結論を出すのは、相当大変だと思います。（※編注：臨床的な判定を出すには、従来の治療方法と、比較したい治療方法と、それぞれを受けた患者さんの治療後の経過を比較する必要があり、患者さんの数が少ない、長期の経過観察が必要という

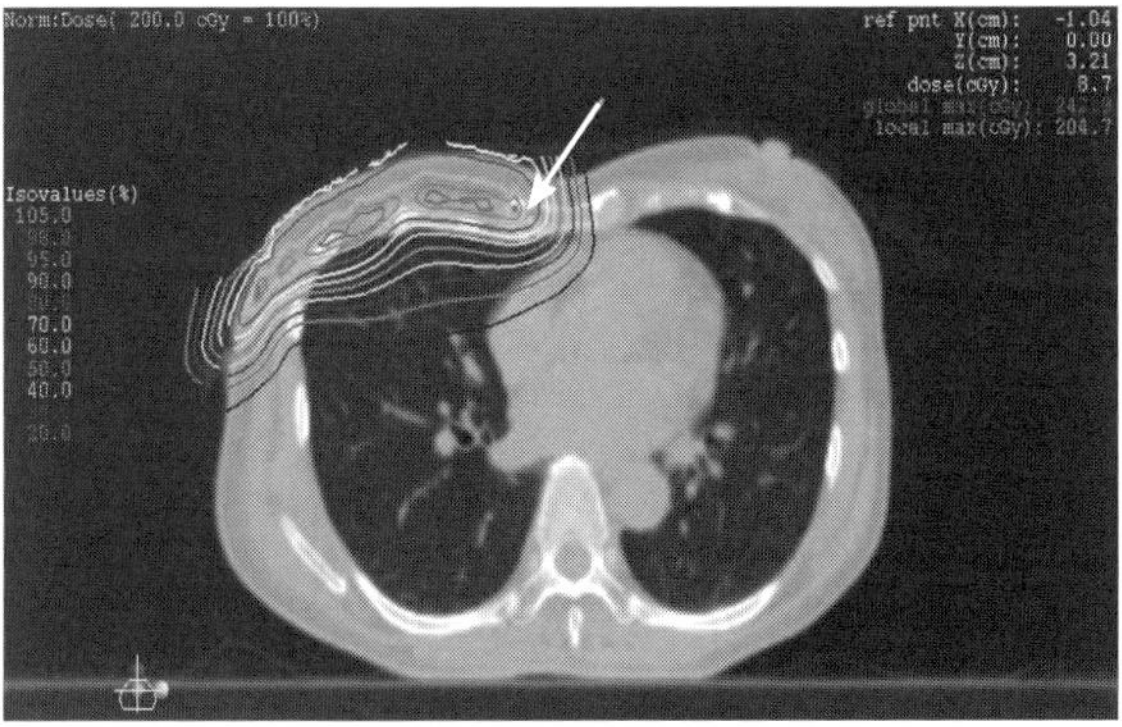

強度変調電子線治療例

治療により、胸壁照射時に内胸骨リンパ節（矢印）を照射野に入れつつ、肺の線量を減らし反対側の胸壁に照射をせずに治療ができているのが分かります。（乳癌では反対側の乳房にも癌が生じることが多く、その場合に放射線治療をできるように反対側の胸壁に照射をしないことが大切です）

点などで、時間がかかる）

正常組織への放射線照射を極力減らす

徳植　乳癌で乳房を切除した患者が術後に放射線治療を必要とする場合には、胸壁を治療しなければならないのです。そして、状況に応じてリンパ節にも照射します。そうすると、胸郭自体は湾曲していますから、どうしても肺に放射線が入ってしまうので、その放射線が肺に入る量をできるだけ少なくしたいわけです。

しかし、内胸動脈リンパ節にまでエックス線を入れようとすると、肺にまで深く放射線が入ってしまうので、逆に、電子線が深くまで入っていかないことの利点を使うわけです。

内胸動脈リンパ節にも胸壁にもきっちり照射して、なおかつ、奥にある肺への照射を減らす方法として、強度変調電子線照射を行なっています。

電子線は、粒子なので、飛程《ひてい》が短いのです。粒子は、いろいろなものにぶつかって止まります。エックス線は光なので、多くは突き抜けていきます。正面から照射すると、真っ直ぐ後ろの方に抜けていきます。後ろから照射すると、前の方へ抜けていきます。エックス線は、このように全て通過してしまうわけですが、電子線は、粒子なので、体内の途中で止まってくれるという性質を利用して、強度変調電子線治療を行なっているのです。

エックス線と電子線のコンビネーション治療を計画

徳植　普通のエックス線では、体内で患部に当たる手前まで均一の強さです。そして、組織に吸収されていくわけです。例えば、肺などは、放射線を吸収しにくいので、身体を通り抜けて行ってしまうのです。

吸収されたものが反応として残る、つまり放射線が吸収されてはじめて癌を攻撃する治療効果を期待するわけですが、かなり通過していってしまいます。

ところで、放射線と一口に言いましても、いろいろと種類があります。放射線は、大きく分けて、光子線と粒子線に分けられます。

癌の放射線治療において、それぞれの放射線の特性を治療に生かしているのです。

ここでは、ごく簡単に分類を説明しましょう。

①光子線は

・エックス線→通常の放射線治療やサイバーナイフに使用

・ガンマ線→ガンマナイフに使用

強度変調放射線治療（ＩＭＲＴ）の線量処方（数値とグラフ）

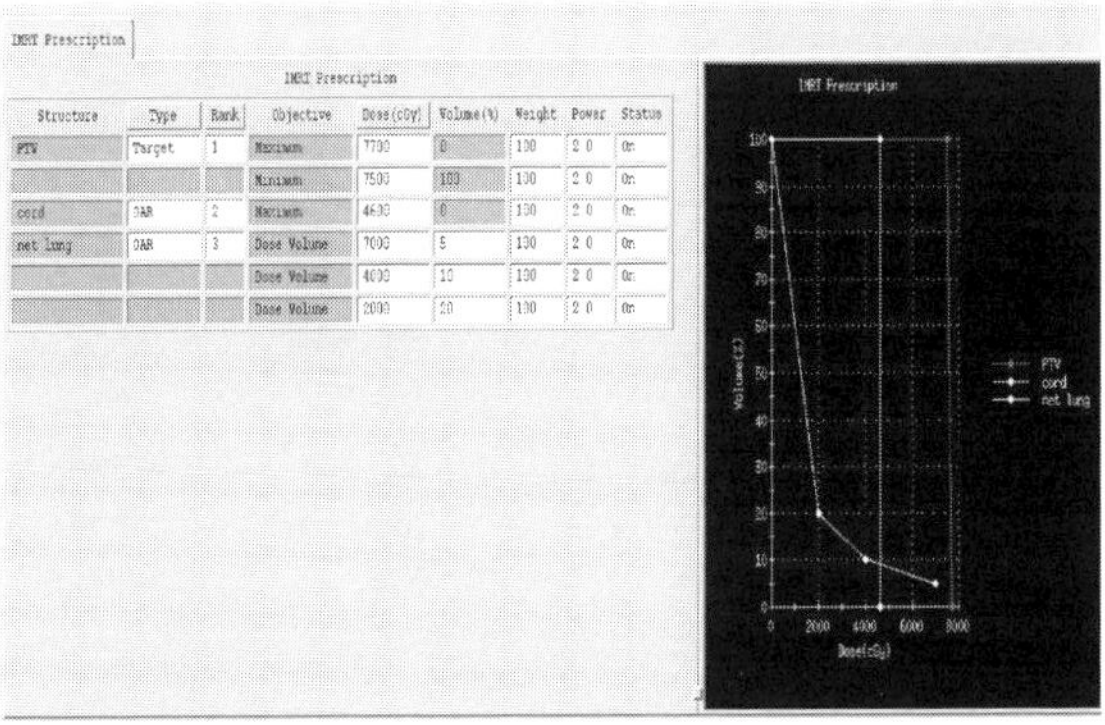

IMRT Prescription

Structure	Type	Rank	Objective	Dose(cGy)	Volume(%)	Weight	Power	Status
PTV	Target	1	Maximum	7700	0	100	2.0	On
			Minimum	7500	100	100	2.0	On
cord	OAR	2	Maximum	4600	0	100	2.0	On
net lung	OAR	3	Dose Volume	7000	5	100	2.0	On
			Dose Volume	4000	10	100	2.0	On
			Dose Volume	2000	20	100	2.0	On

放射線治療の実際の線量処方例

左の表が実際の線量処方、線量制約を示しており、右がそれをグラフ化したものです。

②粒子線

・電子線　→電子線治療に使用
・陽子線　→陽子線治療に使用
・重粒子線→重粒子線治療に使用
・中性子線→ホウ素中性子捕捉療法に使用

この中の電子線はどうかというと、体の中で、止まってくれます。止まるのも、組織が厚いところでは止まるけれど、薄いところでは突き抜けるので、治療の際、当てる電子線を、補償フィルターを使って調節すると、緻密な線量を癌がある場所に当てることができるのです。

補償フィルターを使わなければ、体に入ったばかりのところでは、均一な電子線が吸収されるところと吸収されないところがあるのですが、強度変調電子線治療で

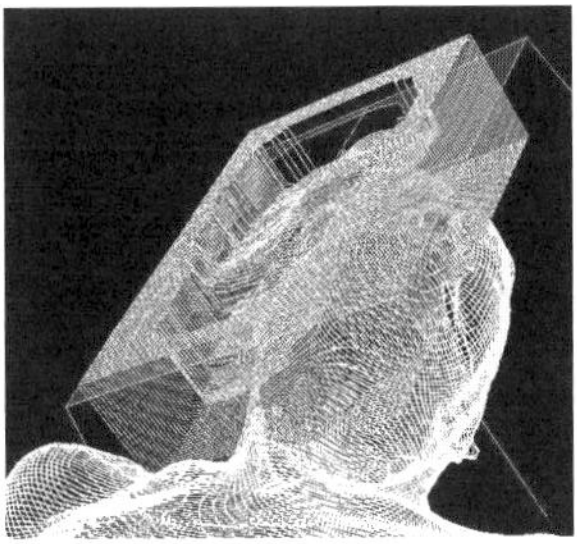

1、強度変調電子線治療計画

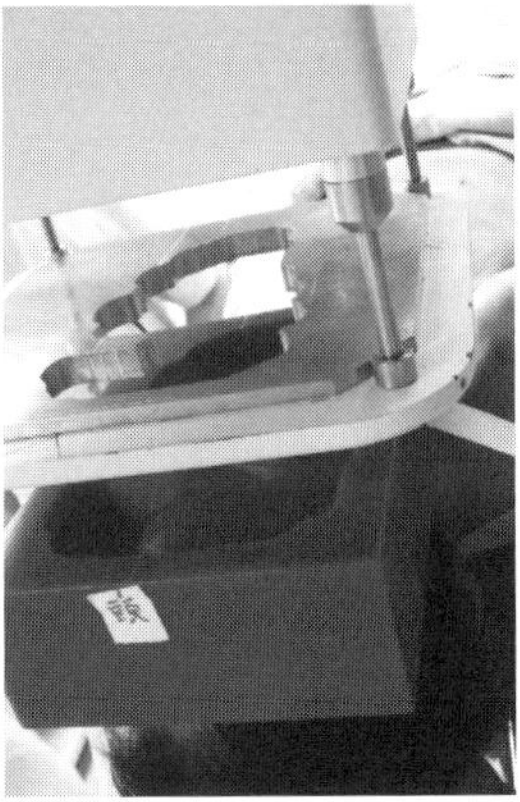

2、実際の治療風景

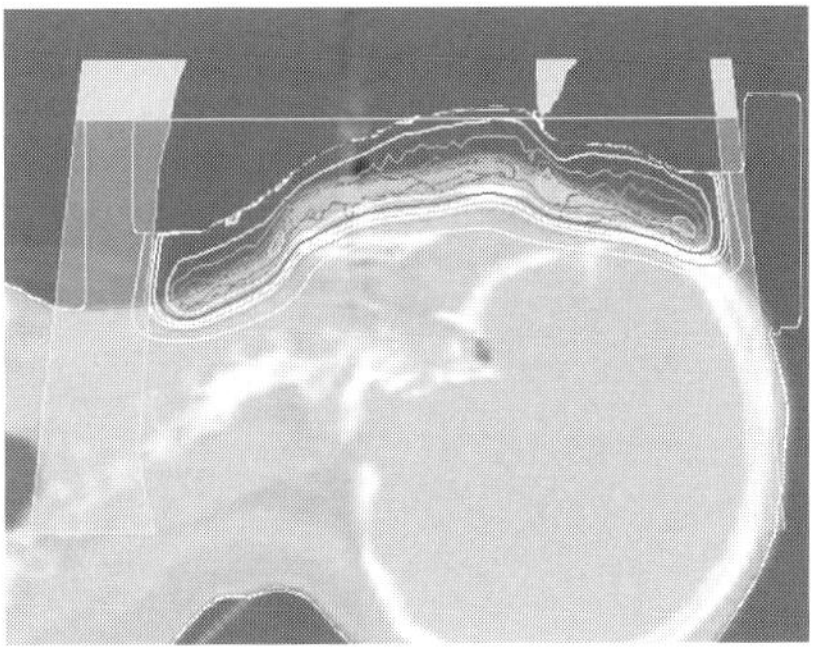

3、治療の際の線量分布

電子線ＩＭＲＴの画像

３つの図から、皮膚表面に這うように進展している有棘細胞癌《ゆうきょくさいぼうがん》でいびつな形状の腫瘍に対して、放射線が均質に照射されているのがわかります。

は、濃淡のついた電子線を当てるので、結果として標的の組織には均一に当てることができるのです。治療としては、都合が良いのです。

電子線を使った強度変調放射線治療としては、何門以上という規定があるので、保険適応という意味ではまだ取れません。門というのは、1門が1方向、2門が2方向、3門が3方向から当てるということです。

もっと詳しく説明しますと、我々の放射線科では、強度変調放射線治療と強度変調電子線治療を合わせた、つまりエックス線と電子線を組み合わせたコンビネーションの治療を今後行なっていく予定で、病院倫理審査委員会を通しています。

胸壁照射例

電子線治療

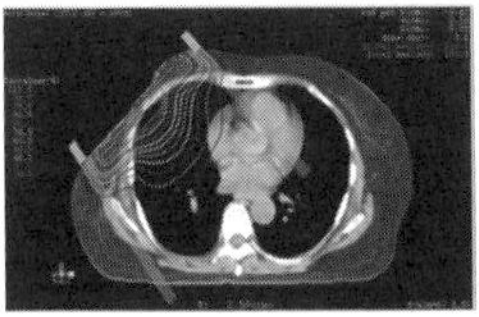

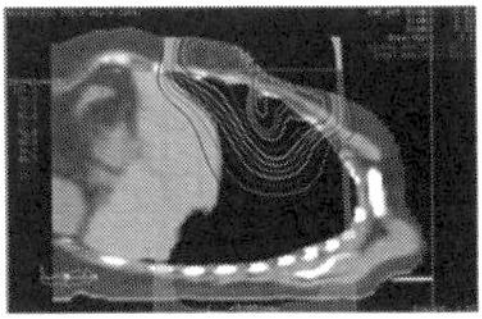

強度変調電子線治療

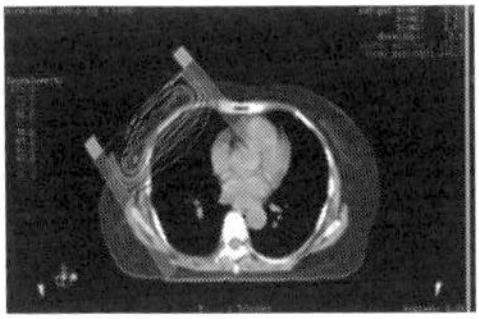

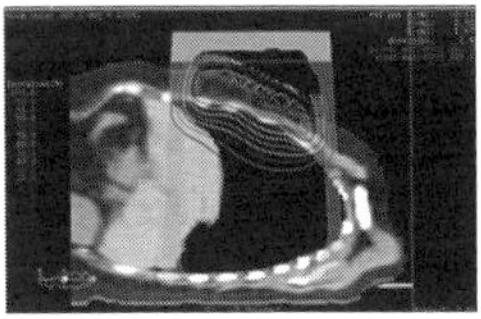

強度変調電子線治療を用いることにより、肺への無駄な照射が減っているのが分かります。

癌治療の第一選択は外科手術

――癌は種類もできる部位も多様ですが、特に放射線治療で効果がある部位はありますか。

徳植　今は肺癌のI期に治療を行なっていますが、これは非常に結果が良いです。一般的な定位放射線治療（病巣に対し多方向から放射線を集中させる方法の一つ）は三次元的に放射線をかけていますが、我々はさらに強度変調をかけています。『ノンコプラナIMRT』あるいは『強度変調定位放射線治療』と呼んでいますが、定位放射線と強度変調を合わせた治療をしています。その治療では手術と同等の成績が得られています。

ただ、患者さんが来られたとき、どちらの治療法を選択するかというと、まず我々の放射線科に来ても第一選択は手術と説明します。そして、外科で手術の適応があっ

強度変調放射線治療（ＩＭＲＴ）治療成績

非小細胞肺癌Ⅰ期に対して

2 年生存率：88.3％

2 年局所無再発生存率：87.9％

治療前　　治療一年後

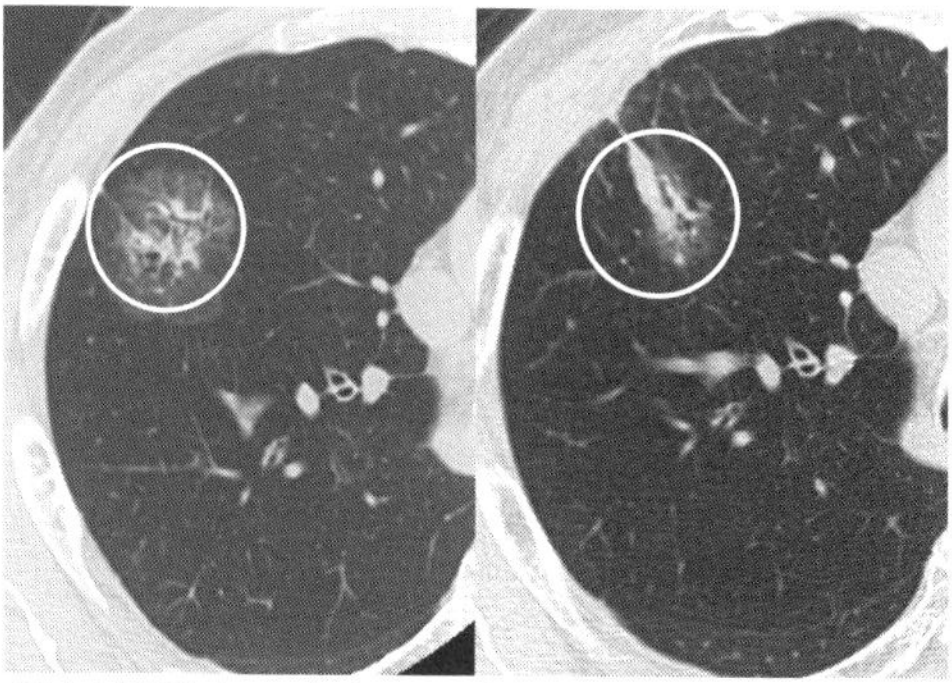

腫瘍は消失し、瘢痕のみが残っています。

治療前　　治療一年後

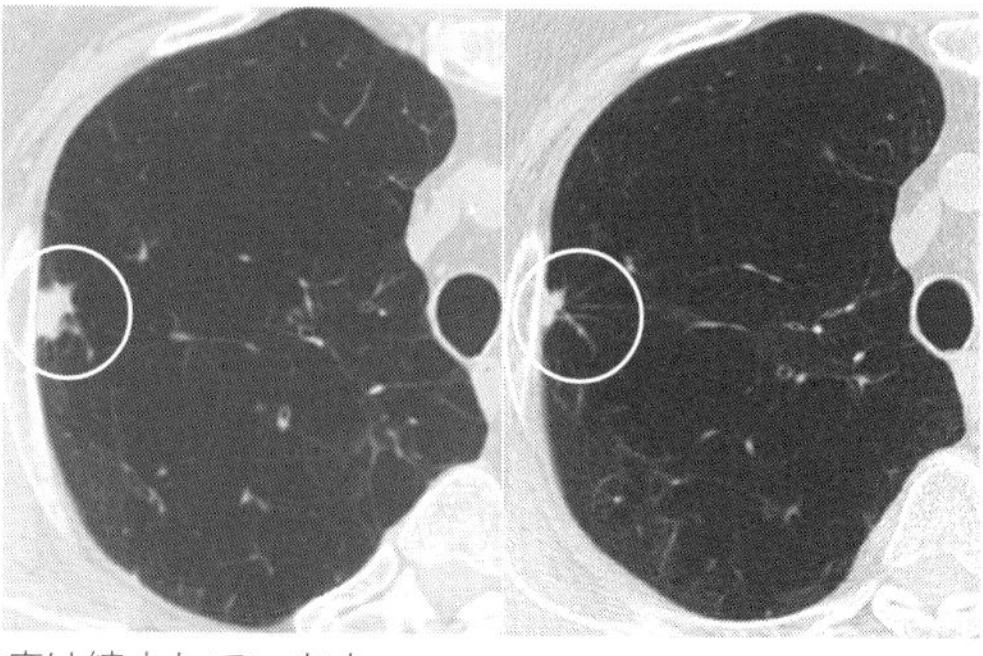

腫瘍は縮小しています。

肺野に、放射線肺臓炎の陰影（副作用）はないのがわかります。

て患者さんが同意すれば手術になります。手術に同意できなければ、放射線治療になります。

なぜ、このように外科と連携しているかというと、この強度変調放射線治療はまだ新しく、蓄積された臨床データは外科に遠く及びません。ほぼ、同じ成績であることはお互いにわかってはいますが、データの信頼性においては手術の方がまだ高いです。手術は何万例の成果があるので、まだ100例弱の新しい放射線治療との比較では、手術が標準になるのです。

サイバーナイフとの比較

――同じようにエックス線を使った、「サイバーナイフ」という治療法もありますが、その違いを教えてください。

徳植　治療効果はサイバーナイフと同等だと思いますが、両者に一長一短がありま す。サイバーナイフの良いところは呼吸に合わせて、身体が動いても癌を追尾して 照射します。しかし、強度変調放射線治療は呼吸に合わせられません。今は固定具 を用いて患者さんに少し呼吸を抑制してもらい、照射しています。強度変調放射線 治療は線量分布が正確でブレない良さがありますが、あくまで固定されていること が前提です。

サイバーナイフが本当に呼吸に合わせて、癌を追尾しているかという100％の 確証はないですが、この追尾機能がメリットです。

実際には、患者さんの症状によって治療法を検討し、どちらが適切か決めると思 います。サイバーナイフは小さな腫瘍に高精度に照射する素晴らしい機械だと思い ます。我々は強度変調放射線治療を用いて30回に分けて治療します。それが癌に対して生物学的に優れた方法だからです。

（※編注：放射線は正常細胞と癌細胞の両方に照射されるが、癌細胞は修復力が弱いために、複数回の放射線でダメージを受け、死滅する。正常組織は少量の放射線による小さな傷であれば、自力で修復する能力がある。放射線治療はこの生物学的な特性を生かした治療法）

しかし、手術などで放射線治療より治療が短期間で済むということは、患者さんの利便性にとって大事なことです。

患者さんの考え方にもよるので治療の比較が難しく、現在は「我々はこれが良いと思っている」というところに留まっていることは事実です。それを科学的に比較して検証していけば良いのですが、そこまでの患者数がまだいないというのが現状です。比較するなら、少なくとも何百例ずつの患者さんが治療に納得してもらわなければいけません。それは、なかなか難しいです。

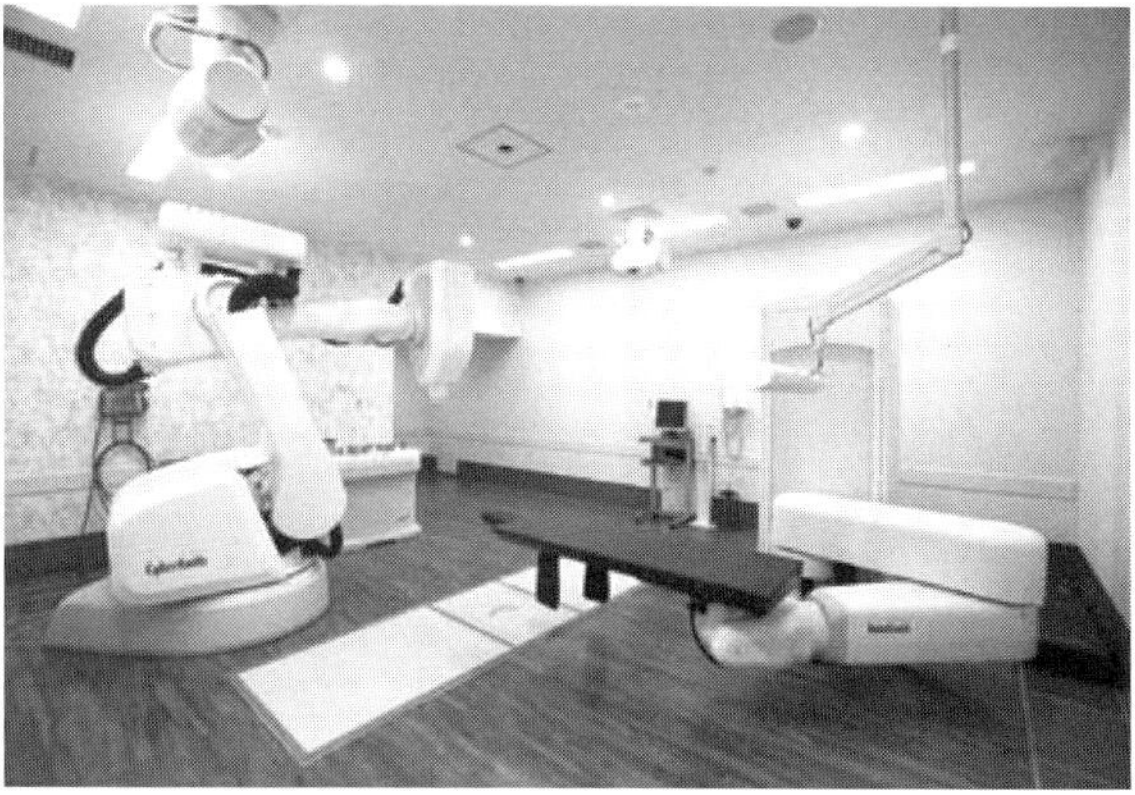

サイバーナイフ

サイバーナイフは、ロボットアームの先に取りつけられた放射線治療装置が体の周りを自由自在に動き、集中的に放射線を腫瘍に照射する定位放射線治療・ピンポイント照射専用の装置です（写真は東京医科大学病院の関連病院である板橋中央総合病院に導入されているサイバーナイフ）

現実問題としては、サイバーナイフと強度変調放射線を比較した証拠は今のところありません。

呼吸機能が悪く手術不可能の人も治療できる可能性

――患者としては最先端治療といっても、実際の効果がわかりにくい部分があります。

徳植　そうですね。我々は臨床データを出しはじめました。臨床データでは非常に成績が良いです。それから特に良いのは、肺気腫《はいきしゅ》が強い症例です。肺気腫が強い人は呼吸器の機能が悪く、手術が難しいです。肺がボロボロでも、強度変調放射線は、肺の正常な組織に当てる放射線量を従来より少なくできるので、生体にとって良い結果になります。腫瘍周囲の反応が少なく、放射線肺臓炎《はいぞうえん》という、我々が一番気をつけている合併症については、肺気腫がある患者の方が有害事象が少ないというデー

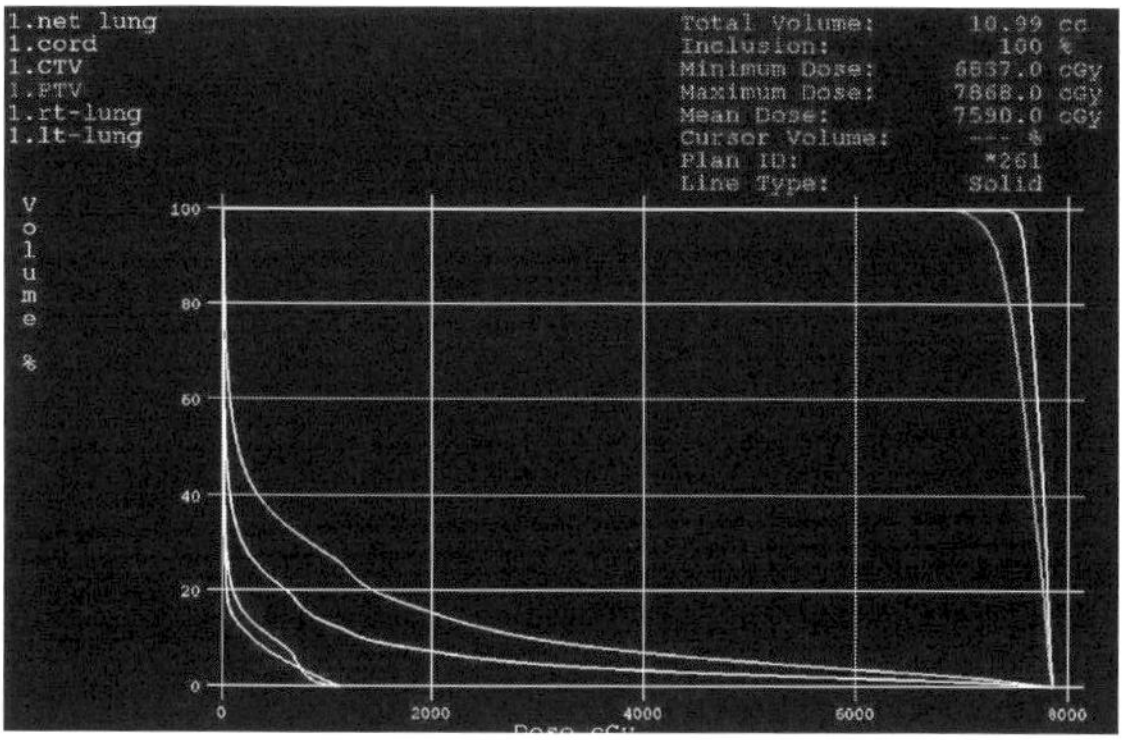

放射線の線量分布

この画像では、放射線治療が、癌には設定した線量処方を放射し、正常部位には一定以上に放射されないという制約を満たしていることが示されています。

腫瘍には75Gy以上の線量がかかり、右肺に20Gy以上当たる体積が20%以下であることを示しています。

タが出ました。
肺機能が低下している患者さんには、そういう意味で手術の適応がなく、最初から放射線治療という場合もあります。

粒子線治療について

――他にも重粒子線治療が注目されていますが、その違いを簡単に解説して頂けますか。

徳植　陽子線治療は生物学的効果（癌細胞を死滅させる効果）はエックス線とほぼ同じです。従って、線量分布がどれだけ優れているかという議論になります。一方、炭素線治療いわゆる重粒子線治療は、生物学的効果が高いということです。しかし、生物学的効果は癌だけではなく、正常組織にも高いわけですから、ダメージも大きいということになります。

重粒子線治療が良い点は、従来の治療方法で癌をやっつけられない症例には有効だということです。肺癌にはあまり変わらないと我々は思っています。

さらに重粒子線治療の良い点は、理論上、治療期間を短縮できることです。分割して照射すると癌も少しは回復しますが、正常組織はより回復します。その為に何度にも分けて照射するのが普通の放射線治療のメリットです。そういう意味では重粒子線は細胞を死滅させる効果が強いので、そういうメリットは逆に使えないのです。一回で治療するというのは、重粒子線治療にとっては、ある意味で合理的だと思います。

しかし、どういう腫瘍かによって、ある程度、棲み分けをしていかなくてはと思います。

第3章　放射線に対する正しい知識を

最初に行く診療科で患者の治療方針が決まる

――外科手術、放射線治療や化学療法など治療方法がいろいろある中、連携している病院が増えていますが、全体の治療方針をコントロールしているのは外科の先生ということでしょうか。

徳植　外科、内科の両方です。最初に患者さんがどこに行くかによって、治療方針が決まってしまうかもしれないのが、日本の一番の問題点だと思います。

――では、最初から私は放射線治療を希望します、というのは可能ですか。

徳植　可能です。しかし、どこの診療科に行っても、患者に最適な治療方針は同じ結論になるべきというのが病院の基本的な考えです。放射線科に行っても、手術の適応だった場合は外科になり、外科に行っても放射線が良いと判断されることもあり得ます。病院としては最終的に患者さんにとって最適な治療にたどりつくべきだという考えです。

ですから、肺癌の領域であれば放射線治療の適応ではありますと答えても、一応、外科の先生にも患者さんを紹介します。

今はどうしても日本では臓器別に専門が分かれて、放射線治療はモダリティ（各種治療装置）です。主な病気は臓器別になっていますので、それに従って患者さんが振り分けられています。しかし、その行く先は本来、最終的には最適な選択であるべきです。最近、病院全体で患者さんを診ていくという、キャンサーボード（癌治療の検討会議）ができてきて、癌については外科、内科、放射線科などお互いの情報を公表して、検討を行なうようになってきました。

これは今までの、日本の病院システムとして難しい面があったわけです。アメリカのすべてが良いわけではありませんが、向こうはプライマリ・ケア（地域の医療）

があって、その後に各専門医に行きますので、患者さんの振り分けにはワン・クッションあります。そこが違いますが、日本もその方向に進んでいることは確かです。

――患者としては、外科も内科も各専門の方が検討して治療方針を決めて頂きたいと思います。医師個人の得意、不得意で治療方針が全く変わってしまうのは、やはり避けたいと思います。

徳植　そうですね。確かに患者さんが最初に来た診療科が主治医になり、そのパワーが強くなるのは事実です。一般的には内科、次に外科と受診しますが、どちらでも良い場合、つまり境界領域の方は最初に受診した科にシフトしていきます。これは避けられない現状ではあると思います。そこまで、医学が「科学」になっていませんので、どうしてもそういう面が拭えないと思います。

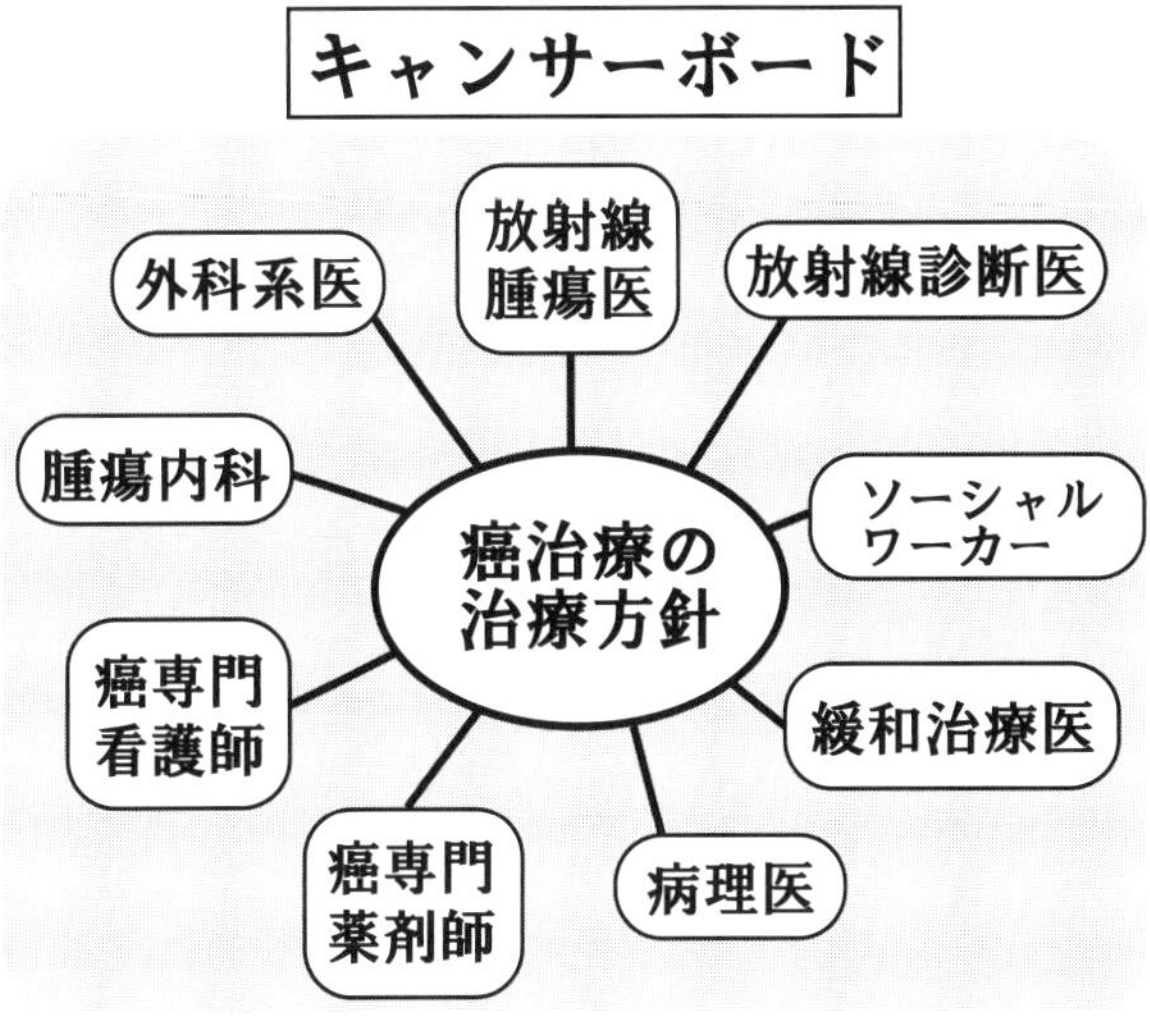

癌治療におけるチーム医療

病院全体で患者さんを診ていくというキャンサーボード（癌治療の検討会議）がある病院も増えてきました。

癌治療において、外科、内科、放射線科などお互いの情報を公表して、検討を行ないます。

ドクターショッピングで治療が遅れてはいけない

——現状ではキャンサーボードの検討内容を患者が聞くことができません。次善の策として、自分でそれぞれの専門医に聞くのが良いでしょうか。放射線、化学療法、外科手術のそれぞれの見解を聞くしか方法はないのですか。

徳植　セカンド・オピニオンは良いと思いますが、サード（3番目）は止めた方が良いと思います。そうすると治療する時期がどんどん遅れていきますから。

——肺などは進行が早いと聞きますが、たとえ一カ月でも早い方が良いですか。

徳植　癌の種類によりますが、ぐっと進行する時期がありますから、早く治療した方が良いです。病院をぐるぐる回る人がいますが、回っている間に状況が変わりますから、良くないと思います。

――一般的には内科、外科の医師は馴染みがありますが、放射線の先生とは直接、関わりが少ないので、徳植先生が思う、良い放射線腫瘍医の基準、ご自身の理想を教えてください。

徳植　やはり、他の診療科と上手く連携をしていくことが基本です。また、患者さんは不安に思っていますから、その不安を取り除くことが重要だと思っています。放射線治療の良いところは、低侵襲であり、痛くも痒くもなく治療を終わらせることができることです。その利点を十分に使っていかなければいけません。現状は他の診療科との連携が取れないと、放射線の良さが発揮できないと思います。

もう一つは、放射線だけで治療できる疾患は減ってきているということです。特に化学療法、手術との併用が急速に増えているのが現状です。ですから、他の先生と連携が取れないと良い治療になりません。

良い放射線科腫瘍医とは他の医師と上手く連携が取れること、患者さんが放射線治療を受け入れ易い環境を作ることだと思います。

放射線で癌が治る理由

――一般に日本では「放射線」、「放射能」に何か抵抗があると思いますが。

徳植　そうです。殆どの患者さんは放射線について、何も知りません。それは当然のことです。日本は唯一の被曝国と言いながら、放射線について、中学・高校でも習うことがありません。それは、今の教育では当たり前ですが、やはりちゃんとした知識がないと、無駄に恐れますし、無駄に心配します。ですから、患者さんには、知識をごく簡単なことから説明せざるを得ないのが現状です。

――例えば、原発の問題で「放射能を浴びて癌が心配」と簡単に言いますが、それと「放

放射線の単位…グレイ、シーベルト

吸収線量：グレイ（Gy）

物質がどれだけ放射線のエネルギーを吸収したかを表す。１Gy は物質１kg 当り、１ジュールのエネルギー吸収を与える量。

線量：シーベルト（Sv）

放射線が人体に及ぼす影響を含めた線量。
線量＝吸収線量×放射線荷重計数×（組織荷重計数）
放射線が生物に及ぼす効果は、放射線の種類やエネルギーによって異なる。単位としては、シーベルト単独よりその 1,000 分の１を意味するミリシーベルト（mSv）、100 万分の１を意味するマイクロシーベルト（μ Sv）が通常使われる。

射線を当てると癌が治療できる」というのは、どう違うのですか。

徳植　それは放射線の量が違うということです。また、原発では全身に放射線を浴びますが、放射線治療では病巣に限られています。

福島の原発事故の後に、ある患者さんから、「私は随分と放射能を浴びました。さらに乳癌の放射線治療をしても大丈夫ですか」と聞かれました。私は、「それは全く問題ありません」と答えました。

ほんの少ない量の放射線を浴びることによって、将来、癌が誘発されるリスクは非常に少ないです。等価線量で年間100mSv（ミリシーベルト）以上であれば、癌が誘発されることは証明されています。それ以下だったら、癌のリスクは証明されていません。しかし、少しでも少ない方が良いだろう、少しの量でも誘発癌が起こるという前提で放射線防護の基準が作られています。しかし、これは証明されてはいません。

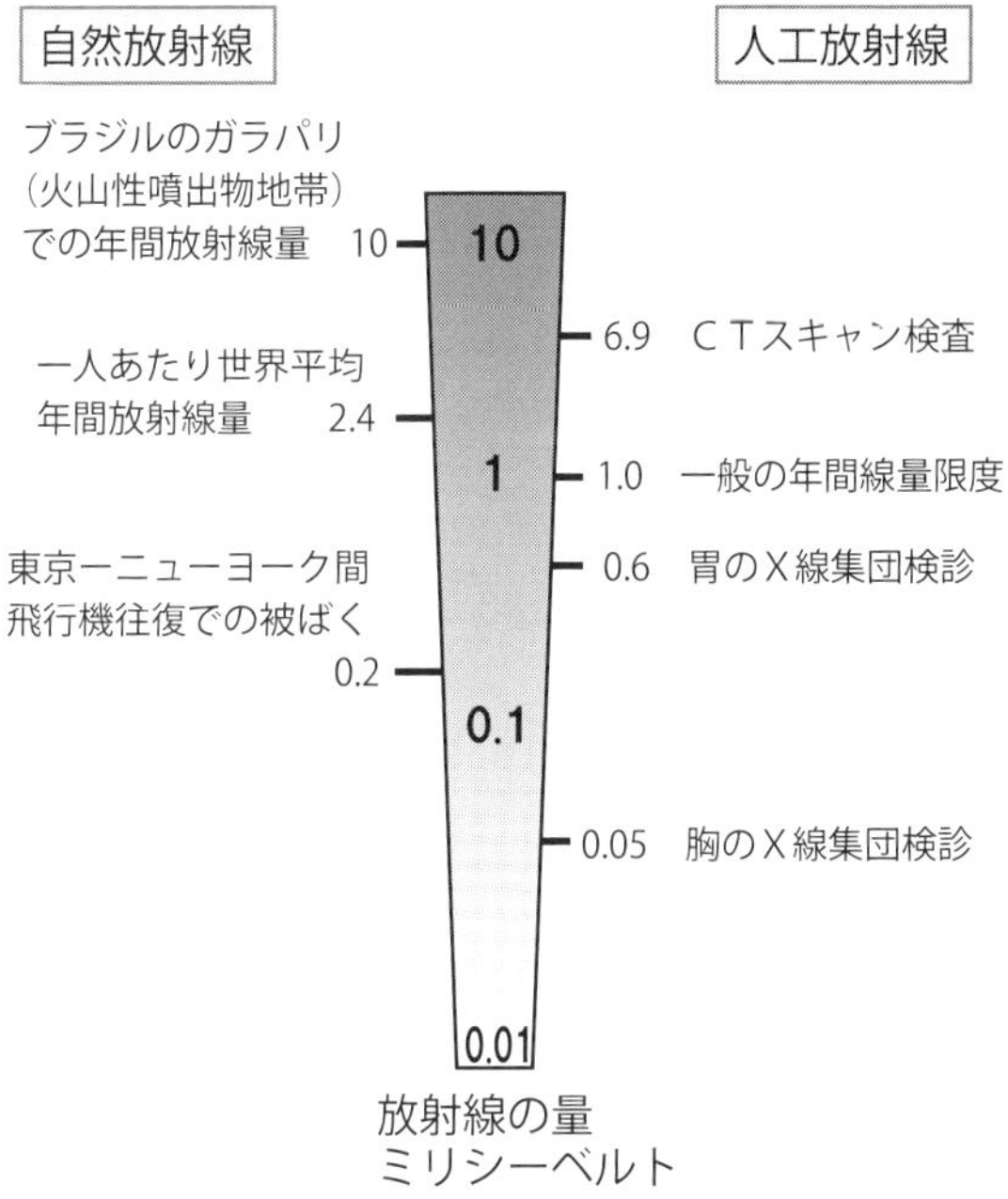

放射線の被曝量の目安

自然界には、もともと多くの放射性物質と放射線が存在し、これを自然放射線と呼びます。主なものは、放射性物質を含む大地からの放射線、宇宙から注ぐ宇宙線、食品に含まれる放射線、自然環境中の放射線源ラドンから受ける放射線などです。世界平均で、一人あたり年間2.4ミリシーベルトの被曝量があるとされています。

今、現在も我々は日常的に放射線を浴びています。宇宙から降ってきますし、食事の中にも放射性物質は含まれています。それによって、我々は常に放射線を浴びて生きています。そういう中で、その程度の放射線によってどの程度発癌するかは、証明されていません。発癌にはいろんな原因があります。放射線だけではありません。発癌に最も寄与しているのは間違いなく煙草でしょう。年間100mSv以下の少ない線量では、放射線がどれだけ関与しているのかはわかっていません。それは、調査も難しいことです。

場所によっても違います。例えば、関東より関西の方が放射線の被曝量が多いといわれています。それは、六甲山があるからだと思います。

また、地層によっても違います。土の中にいろんな物質が含まれており、放射線を出す物質もあり、そこから出たものを我々は浴びるわけです。

中国にも放射線が高い地域と低い地域があって、故・菅原努先生（京都大学名誉

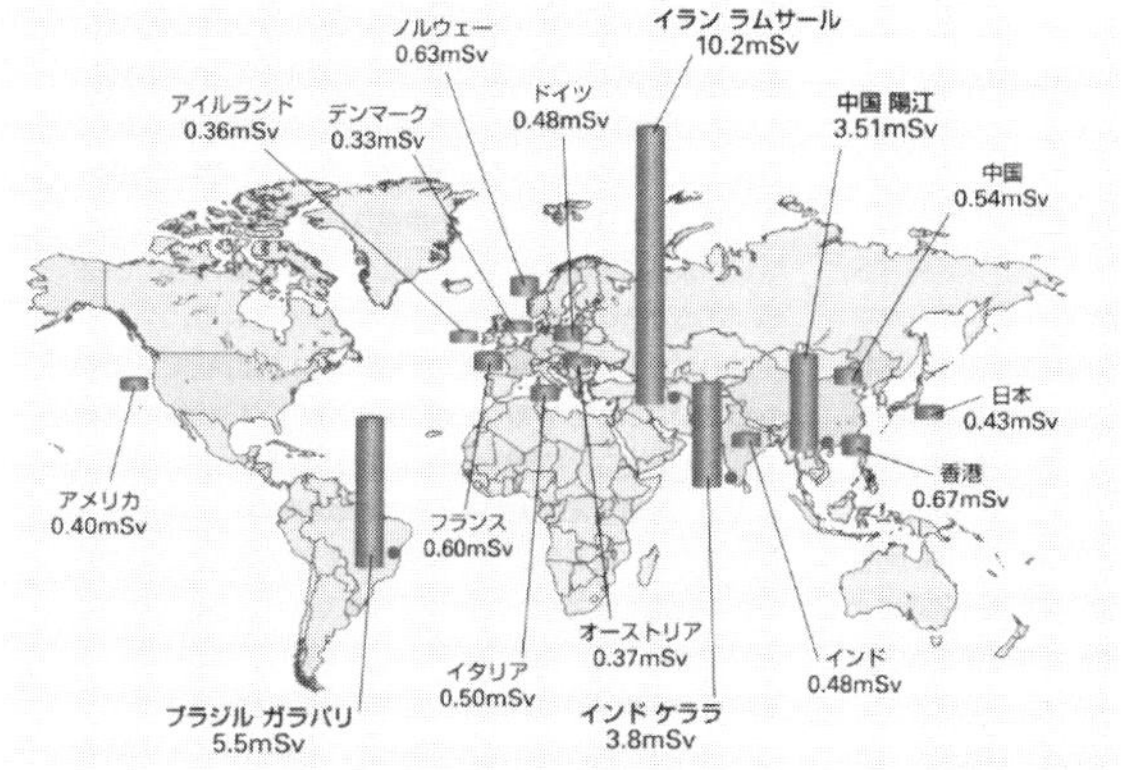

出典：『低線量放射線と健康被害』（医学科学社）をもとに作成

大地からの放射線による平均被曝量

大地からの被曝は、その土地の地質に大きく左右され、ブラジルのガラパリや、イランのラムサールでは、年間被曝量が、他の地域とは段違いに多くなっています。

今後、こうした自然被曝と癌の発生率との研究が進むことが望まれます。

教授）が、そこに行って発癌率を調べました。結果は差がありませんでした。
また、飛行機のパイロット、スチュワーデスはたくさんの放射線を浴びています。宇宙飛行士も同様です。しかし、飛行機のフライトでパイロットにどれだけ癌が増えたのかという比較は難しく、データは良かったり悪かったり様々です。

治療効果と被曝《ひばく》リスクの比較

――では、被曝と癌についての科学的なデータはないということですか。

徳植　広島、長崎のデータが最も大規模な調査です。LSS（ロングスパンスタディ、寿命調査）という調査があり、広島、長崎で被曝した人々に、「あなたはどの地点にいたか、どういう場所に隠れていたか」を聞き、放射線の被曝量を推定して、その人たちの経過をつぶさに調査しています。12万人の70年間にわたる調査です。

寿命調査（LSS）とは

寿命調査（LSS）は、疫学（集団および症例対照）調査に基づいて生涯にわたる健康影響を調査する研究プログラムで、原爆放射線が死因や癌発生に与える長期的影響の調査を主な目的としています。1950 年の国勢調査で広島・長崎に住んでいたことが確認された人の中から選ばれた約 94,000 人の被爆者と、約 27,000 人の非被爆者から成る約 12 万人の対象者を、その時点から追跡調査しています。LSS 対象者にはまず被爆状況について面接調査を行ない、その後、質問票による郵便調査で連絡を取っています。その調査により、生活習慣など、疾病発生と死亡に関連する放射線被曝以外の因子に関するデータが得られています。この集団に基づいて、放射線やその他の因子に関連する癌発生率や死因の調査を行なうことができます。LSS 集団から得られたデータの定期的解析が、死亡率（癌やその他の原因による死亡）や癌罹患率（発生率）に関する一連の報告書の基盤となっています。この集団はまた、症例対照調査を通じてしばしば行なわれる、部位別癌のより詳細な調査の基盤にもなっています。このような調査では、放射線に関連する癌の発生メカニズムやその他の因子の影響の程度について更に解明を進めるため、被爆者の癌の病理組織の分子的解析を行なっています。

出典：放射線影響研究所ＨＰ

その調査が放射線被曝による、発癌、健康被害の最も基本的なデータになっています。また、チェルノブイリ原発事故もありましたので、それによるデータも出てきました。それで、被曝のリスクに対して評価がされています。

――治療で強い放射線を浴びて、なぜ癌にならないのですか。

徳植　もちろん、30グレイ（Gy）位を当てると誘発癌が起きる可能性がありますが、それでも頻度が高いわけではありません。特に報告が多いのは、ホジキンリンパ腫とセミノーマという精巣腫瘍は、広く放射線を当てて、長期間生存しますので、そういう人たちの調査があります。それは、確かに誘発癌が増えるだろうと予想されます。

また、私が経験したのは、頸部リンパ節結核に、昔は放射線をかけるという治療がありました。2次発癌を起こしている人たちが頻度は少ないですが、確かにいます。

しかし、今、癌がある人に対する治療効果と被曝リスクを損得勘定すると桁違いになります。発癌のリスクよりも、圧倒的に治療効果の方が高いということです。ホジキンリンパ腫は長期生存しますし、将来の誘発癌も考慮に入れて治療しており、薬物療法も進歩しましたので、現在では、昔のような広範囲の照射は致しません。

――そういう結果が出れば追加調査をして放射線を使わない方向になっているということですか。

徳植　今は非常に良い薬が出まして、広い範囲の放射線照射をしなければいけない疾患は減ってきています。しかし、そういう薬の治療をしても、腫瘍が残っている場合は放射線治療の良い適応になります。

――放射線の問題は理解が難しいのですが、広島、長崎の被曝した人は癌になって、放射線治療ではなぜ癌にならないのでしょうか。

徳植　まず、被曝者の全てが癌になるわけではありません。癌になる人の方が少ないです。被曝していない人に比べると癌になる人の比率が増えたということです。

放射線治療によっても発癌する確率は高くなります。誘発癌のリスクは上がりますが、20年~30年の経過を見てからの話ですから、ホジキンリンパ腫、精巣癌に若い人がなって、その予後が良い人がそういう状況に陥ることがあります。しかし、決して高い比率のものではありません。もちろん、長崎、広島より高い放射線量を当てるので、癌になる比率が高くなるように思えますが、決して高い比率のデータは示されていません。

チェルノブイリ原発と福島原発の違い

――チェルノブイリ原発事故で甲状腺癌などが増えたというニュースが印象に残っているのかもしれません。一般的に放射線＝癌のイメージがあります。

徳植　甲状腺癌は増えたというデータがあります。まず、チェルノブイリでは、いろんなことが重なりました。チェルノブイリのデータから考えると、福島ではまず癌は増えないと思います。

癌はある線量以上になると急に増えてきます。年齢も0歳～4歳位までが多くなります。あと、日本人は海産物でヨードを普段からたくさん摂取しています。甲状腺はヨードを吸収する臓器です。仮に汚染された放射性ヨードが体に入っても日本人はヨードが吸収されにくいです。日本人に甲状腺の検査をしようとすると、2週間、ヨード禁食にします。これは大変な食事で、2週間後にやっとヨード検査ができます。

しかし、チェルノブイリの地域では、殆どヨードがありません。ですから、放射性ヨードがくると急速に吸収されます。それが第一の違いでチェルノブイリと福島では放射線の、甲状腺への吸収度が違うということです。

もう一つは、具体的な数値は記憶していませんが、放射線の規制値が日本より、高く設定されていました。そのため、チェルノブイリ事故後も乳製品が廃棄されませんでした。牛乳の規制値が日本より10倍位高かったと思いますが、規制値より高い線量でも廃棄されずに、チーズなどの加工食品に使われました。日本では全部が廃棄されました。ですから、条件が随分違います。

チェルノブイリと福島は同じ原発の事故のように思えますが、すべての違いは放射線の量です。

放射線の不思議な可能性

徳植　具体的な実例は分かりませんが、猛毒でも非常に限られた条件では治療薬になりえます。

「Jカーブ」というものがあって、少ない量は健康に寄与することが多いです。それから、ある一定量以上に多くなると急に身体に悪くなります。それが雑誌『ネイ

Ｊカーブ

「適量飲酒をしている者が最も死亡率が低い」
1993 年 6 月にアメリカ合衆国のアメリカ保健科学協議会（ACSH）で発表された「適量の酒を飲んでいる人の方が、酒を全く飲まない人、また大量に酒を飲む人に比べて、最も死亡率が低い」という疫学調査の結果に基づいて唱えられた考え方です。

「飲酒とＪカーブ」より

既存の疫学研究から、飲酒量と健康リスクとの関係は様々なパターンをとることが示唆されています。高血圧や脳出血は正比例関係を示すといわれていますが、非飲酒者に比べて少量飲酒者のリスクがむしろ低く、飲酒量が増えればリスクが高くなるというＪカーブパターンをとるものもあります。総死亡数・虚血性心疾患・脳梗塞・2 型糖尿病などでこのような関係が認められており、飲酒の健康面での利点とされています。ただしＪカーブ関係が認められるのは、先進国の中年男女とされていることに留意が必要です。
厚労省　e－ヘルスネット（2016 年 5 月現在）

チャー』（Nature 2003;421:691-692）に掲載されていて、その中には放射線も入っていました。

これは、『ホルミス効果』と言って、少ない放射線はかえって健康に良いというデータは動物実験で得られています。しかし、人間ではもちろんそのようなデータはありません。

これはどこまで信用して良いか分かりませんが、台湾でコバルト60（人工放射性同位体）が入っているマンションがありました。どうしてそんな物があるかというと、おそらくコンタミネーション（誤って鉄筋の中にコバルト60が混入）をしたのでしょう。そういうものが建てられて、住民は何も知らずに被曝し続けました。その住民の健康調査をしたレポートがあります。そこのマンションに住んでいた住民の健康状態は良かったです。癌も心臓疾患も少なかったです。そういうデータがあって有意差が出ましたが、あまりにきれいなデータなので、私は逆に疑っています。

放射能の強さ

ベクレル（Bq）とシーベルトの違い

放射線を出している物質を放射性物質といい、放射線を出す能力のことを放射能といいます。物質を構成している原子の中心には原子核があり、放射性物質ではその原子核が不安定なために、放射線を出して安定な原子核に変わることを崩壊と呼びます。1 秒間に 1 個の原子核が崩壊すると 1Bq（ベクレル）といいます。

放射線を受けた影響はシーベルト

ヒトが放射線を受けることを被曝といいます。人体の外部から放射線を受ければ外部被曝、呼吸や食物を通じて体内に取り込まれた放射性物質からの放射線を受ければ内部被曝になります。被曝による影響を評価する場合は、先ず、放射線が当たる臓器などの組織が 1kg あたりに吸収する放射線のエネルギーを計算します。この値の単位をグレイ（Gy）といいます。次に放射線の種類や放射線の当たる組織によって放射線感受性に違いがあるので、組織ごとに定められた値（組織荷重係数）を掛けます。このようにして得られた値が、1 つの組織への影響の評価値になります。最後に放射線が当る全ての組織についてその値を計算し合計した値が全身への影響の評価値（実効線）で、単位はシーベルト（Sv）です。

参照：環境科学技術研究所ＨＰ

――放射線はある一定量なら実は身体に良い可能性もあるということですか。

徳植　人間は進化してきていますが、その過程でずっと放射線を浴びています。一定量が良い可能性は十分にあります。しかし、それは証明できていません。外挿《がいそう》（そのデータの範囲の外側で予想される数値を求める方法）しているに過ぎません。

１００ｍＳｖ以上ではリスクがあることはよくわかっていますが、それ以下の少量の証明は難しいと思います。証明するためには統計的に調査人数を急速に増やしていかなければなりません。それは、現実的には無理ですが、１００ｍＳｖ以下では外挿して、少なければ少ないほど良いと、放射線防護上、管理上そうしているということです。

癌死亡率（低線量被曝 vs 一般公衆）

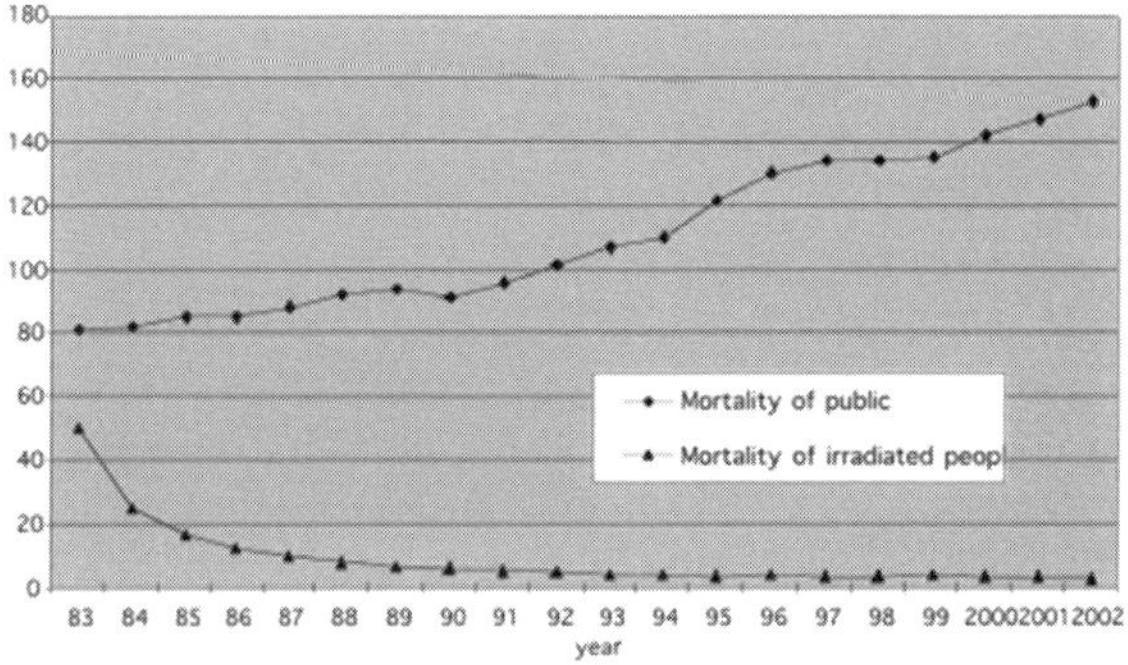

上の折れ線グラフ：一般公衆の癌による致死率。
下の折れ線グラフ：Co-60 を含んだ再生鉄で建設された台湾住宅に 9 ～ 20 年間居住して、総線量 400mSv 被曝した住民の癌による致死率。
「50mSv/ 年程度の被曝は癌関連死を低下させる」（J Am Physicians Surgeons 2004; 9: 6）で発表された。しかし、これほど差が出るのは不自然という意見が多い。

放射線の単位を知っていますか？

――日本人の放射線に対する過剰な感情は、どう対処すれば良いと思いますか。

徳植　それはしっかりとした知識が身についていないからです。例えば、「私は20も浴びてしまいました」という人がいます。「20って何でしょうか、20μSv（マイクロシーベルト）ですか、20mSv（ミリシーベルト）でしょうか」という話になります。

福島原発事故では、大体、15000cpm（カウント・パー・ミニット：1分あたりの放射線計測回数）以上を除染しなさい、ということでしたが、そんなに高い放射能汚染の人は殆どいませんでした。

ところが、文科省から「15000と言うと印象が悪いから、15kと言ってください」と我々に通達がきました。数値が100を超えてしまう数字だとすごく高い

放射線研究の先駆者たち

レントゲン（1845 年 – 1923 年）

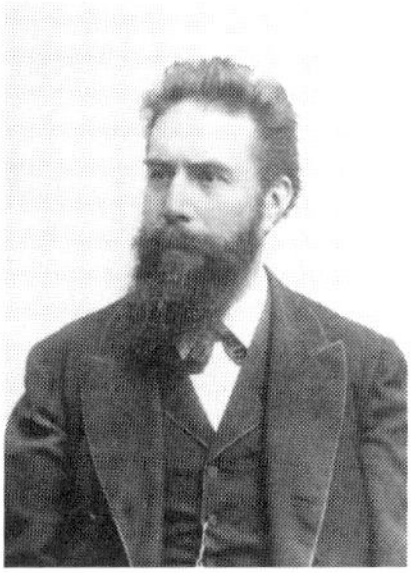

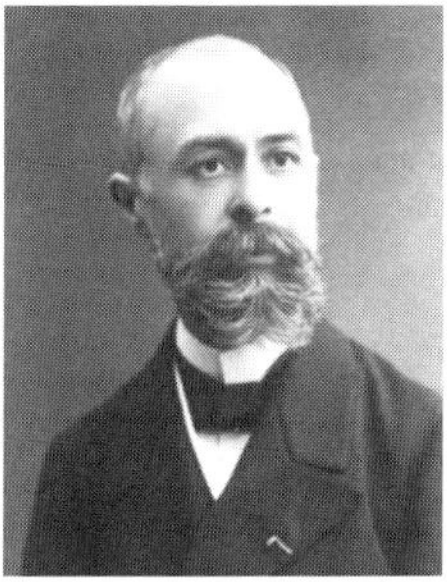

ベクレル（1852 年 - 1908 年）

キュリー（1867 年 - 1934 年）

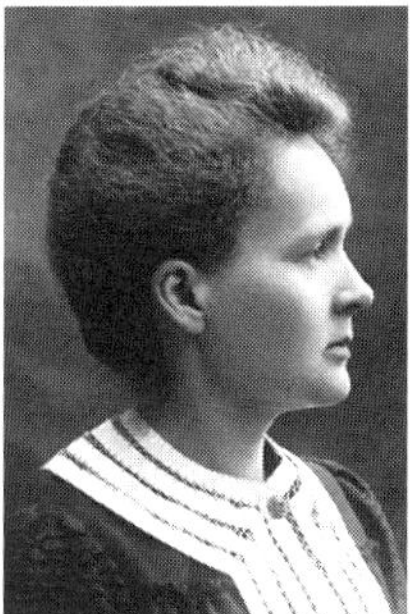

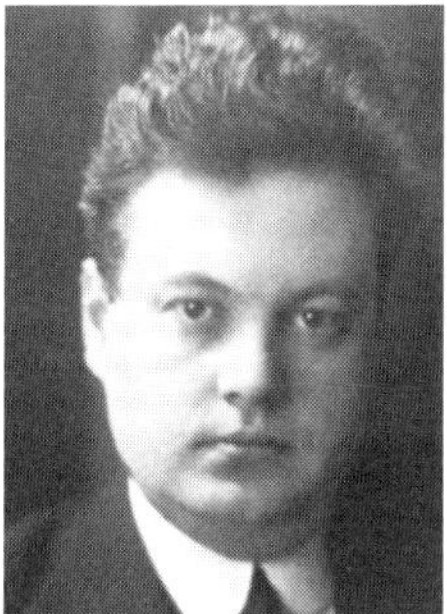

シーベルト（1896 年 - 1966 年）

出典 : Public domain

という印象を持たれるということでしょう。
昔は放射能の量を表すのにキュリー（Ｃｉ）という単位を使っていましたが、その後、ベクレル（Ｂｑ）という単位を使うことにしました。ベクレルだと20ミリキュリー（ｍＣｉ）が、７４０メガベクレル（ＭＢｑ）になります。単位によって、桁や印象が全然違います。今、骨シンチグラフィーの検査で７４０メガベクレル（ＭＢｑ）の検査薬を使っていますが、昔は20ｍＣｉと呼んでいました。

――キュリー夫人が被曝の影響で亡くなったという話も印象に残っています。

徳植　キュリー夫人は、白血病、再生不良性貧血で亡くなったそうですが、いずれにしても実験で放射線を浴びすぎました。当時は防護するという観点はなく、全部を素手で扱っていました。それで、大量のラジウムを摂取していますから。ラジウムは身体の中ではカルシウムと同じような挙動を示し、骨の中に入っていきます。骨に留まってアルファ線を出し続けます。これでは必ず病気になっていくと思いま

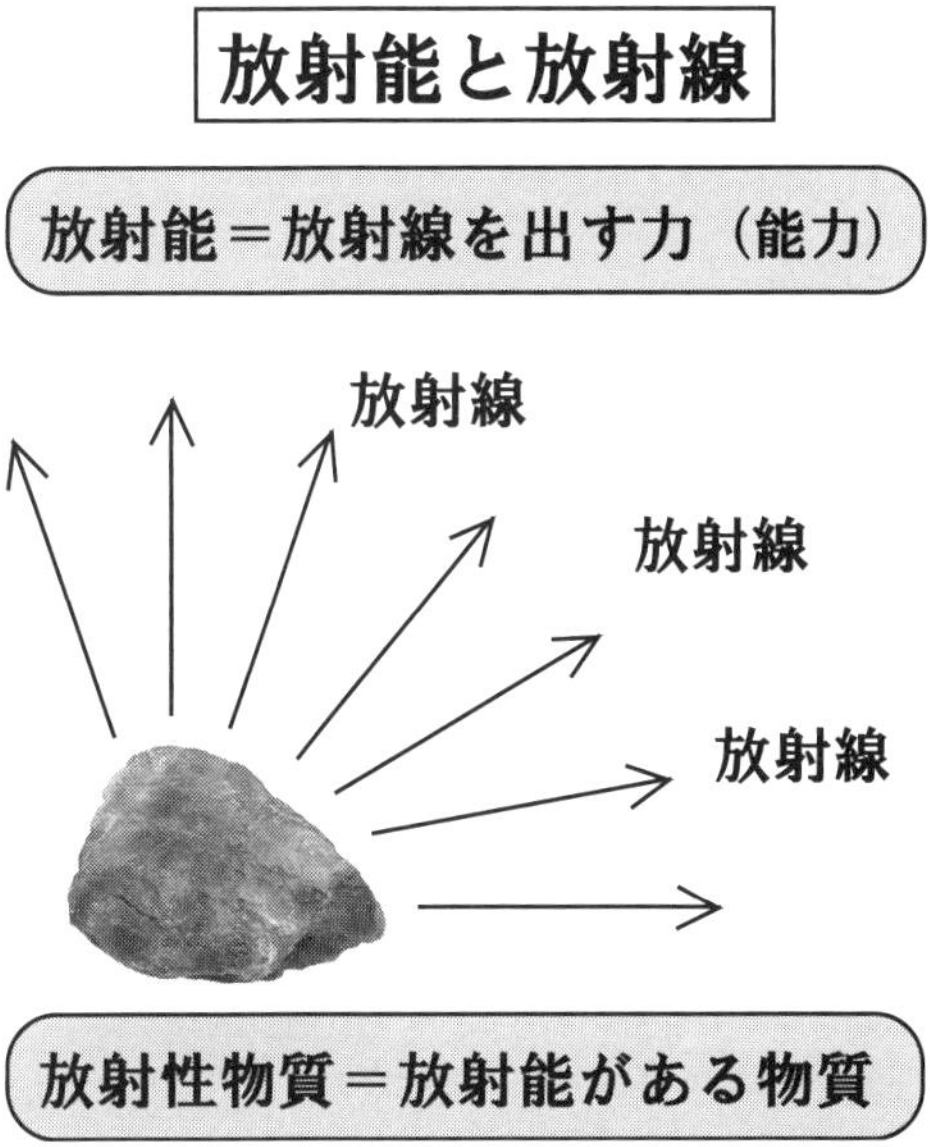

放射能と放射線の違い

「放射能が漏れる」と表現されますが、本来は「放射性物質が漏れる」ということです。

す。

レントゲン（1895年にエックス線を発見）も本当は放射線をたくさん浴びたと思いますが、写真を自分で感光して作っていくために、すぐに暗室に入って仕事をしていました。放射線を浴びる時間が短いので、放射線障害で亡くなったわけではないと考えられています。

キュリー夫人は、常に実験の場にいて、吸入して気道を通して吸収されたり、食事と一緒に体内に入ってしまったり、いろんなことがあったと思います。今ではあり得ないことです。現在日本で放射線を取り扱う人は、防護の厳しい基準があります。

矛盾している放射線の管理

徳植　こんな厳しくやっている国で原発の事故が起こったことは、私はショックで

ＰＥＴ検査とＰＥＴ／ＣＴ検査

ＰＥＴ画像　　　　ＰＥＴ／ＣＴ

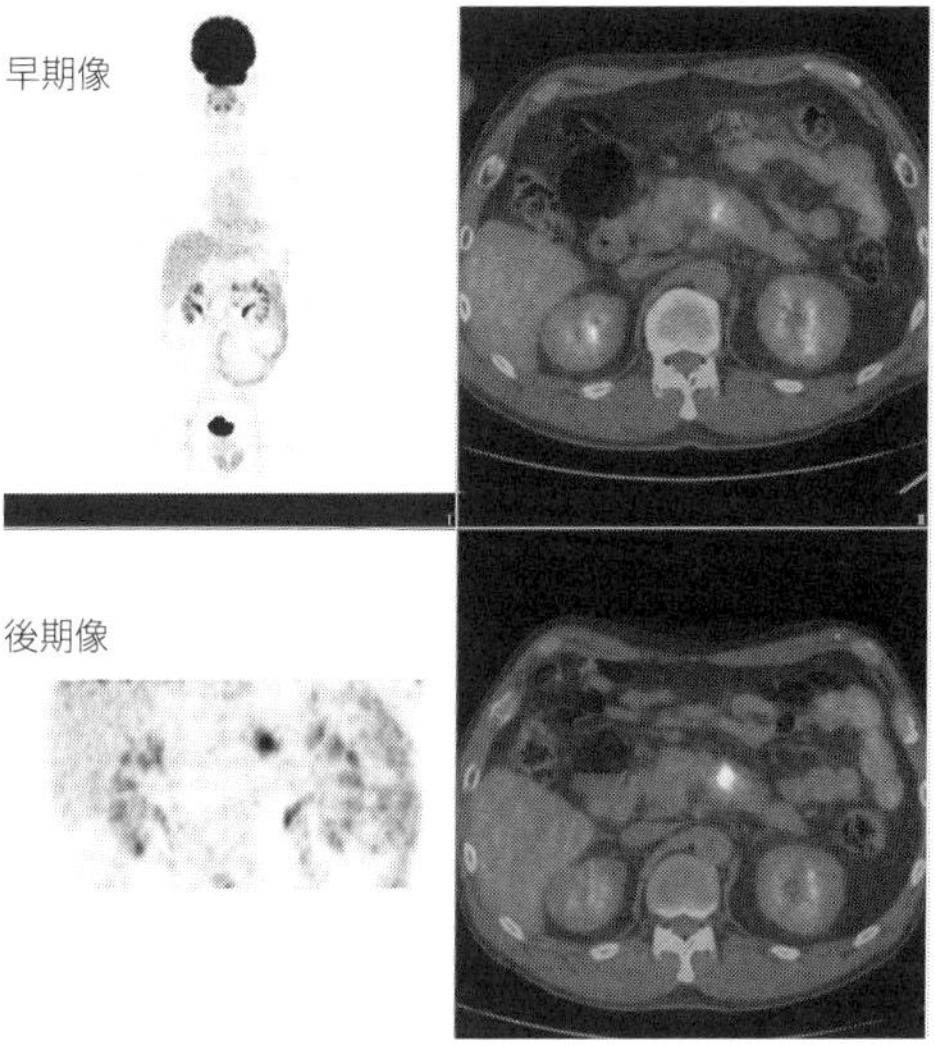

PET 検査とは、陽電子放出断層撮影の略で、放射能を含む薬剤を用いる検査の一種です。放射性薬剤を体内に投与しその分析を特殊なカメラでとらえて画像化します。

CT 検査では形の異常をみるのに対し、PET 検査では、ブドウ糖代謝などの機能から異常をみます。

（写真説明：CA19-9 高値。PET 検査だけではどこに FDG（ポジトロン核種）が異常に集積しているかを判断するのは難しいが、PET/CT により膵体部癌が疑われた。早期相に加えて後期相を撮ることにより FDG 集積が明瞭化（SUVmax 値が上昇）。早期膵癌（T1N0M0）と診断され、手術が行なわれた。

す。ああいう事故が起きたら、あのような結果になってしまうのでしょうが、あそこの原発は特別として、他の放射線を使用する施設は基準が厳しく、本当に厳重に管理されています。

しかし、(制度の規制に)少しおかしなところも多々あります。一番おかしなところは、放射性同位元素を運んでくるまでの管理の厳しさがあります。これはものすごく厳しいですが、実際に患者さんに投与したら、その患者さんの体内にそのままあるにもかかわらず法律上、放射性同位元素ではもうなくなります。患者さんがトイレで排尿したら、そこには放射性同位元素がありますが、その管理はされていません。

放射能というのは、放射線を出す能力を言います。放射性同位元素の中には放射能を持っているものがあります。例えば12の重さを持った炭素12は放射線を出さず、普通の元素で放射能ではありません。炭素11は陽電子を出しますから放射能です。炭素14は電子を出して窒素に変わっていきますが、その性質を利用して考古学の分野では年代測定をしています。炭素13も放射能ではありません。

放射性同位元素の中でも、放射線を出すものと出さないものがあります。出すものを放射能と言い、出したものが放射線です。この辺の言葉についても大抵の人は知りません。

ＰＥＴ検査と医療被曝の問題

徳植　ですから、いろんな誤解があります。例えば、「私は毎日、放射線治療を受けていますが、子供を抱いても大丈夫ですか」と聞かれますが全く問題はありません。

その患者さんが放射能になっているわけではありませんから。

しかし、癌検査のPET検査では放射性同位元素を入れていますから、患者さんから微量の放射線は出ます。そういう人は赤ん坊を抱っこしない方が良いかもしれません。PET検査の後、急速に放射能は減っていきますから大丈夫ですが、その当日や数日間は赤ん坊を抱っこしない方が良いという期間があります。

あとPET検査はほとんどFDG（ブドウ糖に目印となる「ポジトロン核種」を合成した薬剤）を入れますから、甘いものを食べて検査することは難しいとか、糖尿病だと対応の指示があるはずです。

――「医療被曝」という、CT検査などで被曝していることの問題について、先生のお考えはいかがですか。

徳植 日本は医療被曝が一番多い国です。健康な人が定期健診を受ける場合、医療被曝をどう考えるかという問題はあります。しかし、医療の場合は助けるために検査をしますから、そのメリットとデメリット、将来の誘発癌を含めて検査をするかどうか決めるべきです。

日本の場合は、CTがどこにもありますので、簡単に検査ができます。それは、日本の良い点です。逆に言うと問題点でもあります。


その医療被曝の問題が、『Lancet（ランセット）』という雑誌に出ました。それはイギリスが発表したのですが、イギリスではCTは滅多に撮りません。CT検査をお願いしますと言っても、検査は数カ月後です。肺癌で、CT検査が1カ月後では診療として成立しないと思います。しかし、CTの数が少ないためにそうなります。

日本はその日にする位の勢いで撮りますので、良い点ではありますが、不必要な検査を受けてしまう点は、やはり気をつけなければならないと思います。特に子供です。全身CTは簡単に撮れるので、念のためという気に医師もなってしまいます。

隠れた病気があるかもしれないと心配ですから。

でも、それはよくリスクを考えながらやらなければいけないと思います。繰り返しますが、日本は医療被曝が非常に多い国です。それは、日本が医療先進国だからというのが要因である反面、無駄なことをすることによって癌のリスクを増やしているかもしれません。

しかし、被曝の影響が出るのは10～20年以上後のことですから、例えば、80歳の人はそんなことより、しっかりと検査した方が良いと思います。それはバランスの問題です。その医療被曝の計算はそういう人も含めて出したデータですから、もっと割り引いて見なければいけません。

――癌が心配になる50代が毎年、PET検査をやるのは問題ありませんか。

徳植　全然問題ないと思います。そういう、利益と不利益を数値的に出していく時代かもしれません。年齢も子供と50代では違うということも、一緒にしてはいけな

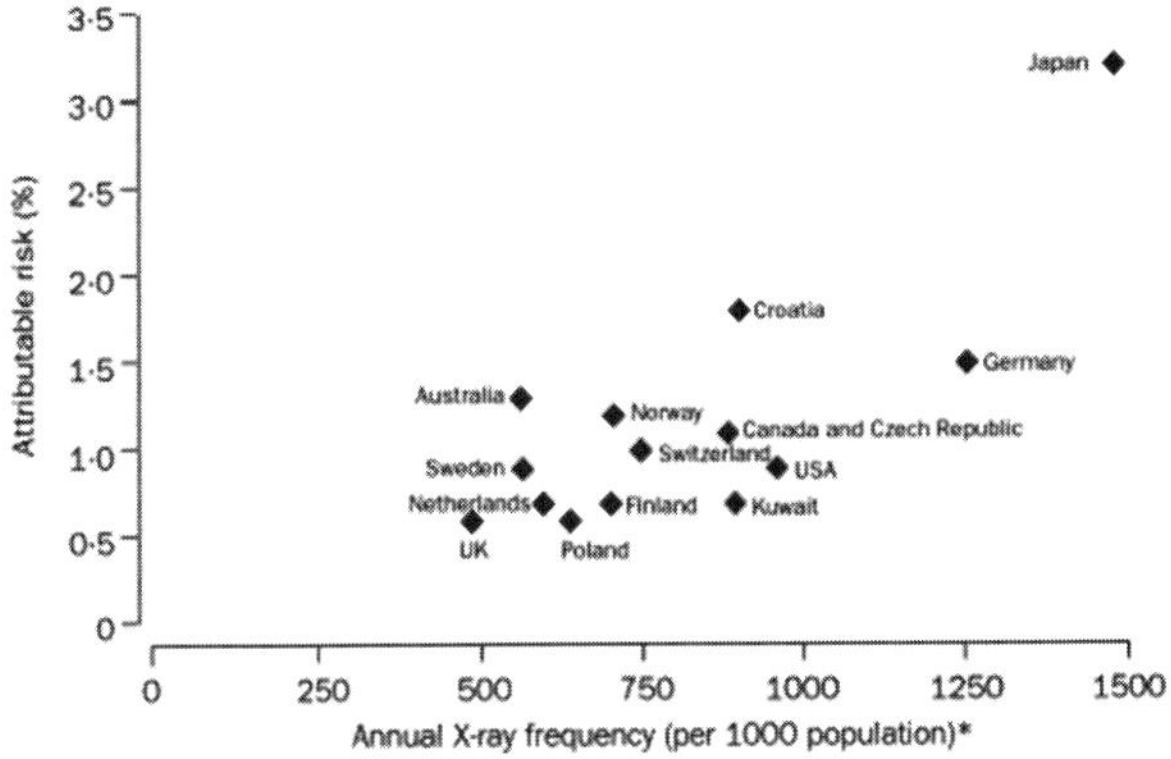

75 歳までの癌罹患危険度

日本の医療被曝は世界一です。『Lancet』に掲載された論文では、これだけの線量が照射されれば、癌の罹患率が計算上増加することを示しています。無用な被曝は極力避けるべきです。

Lancet, 363: 345-351, 2004.

いと思います。

話題の新薬、免疫チェックポイント阻害剤について

――先生は化学療法とも連携を取られていると思いますが、話題の免疫チェックポイント阻害剤や分子標的薬などはどうお考えですか。

徳植　分子標的はすごく発展すると思います。免疫チェックポイント阻害剤のすごい薬ができましたね、抗ＰＤ－1抗体ニボルマブ（一般名オプジーボ）。これはまだ、量り知れないところがありますが、医療は着実に進歩していると思います。

ただ、一番の問題は高額になる医療費です。肺癌治療では1年で３５００万円もかかるとも言われています。その薬を止める時期も設定されていません。これをすべての癌に対して保険適応にすると日本経済は確実に潰れると思います。

――あれは、ずっと投与し続けなければいけないのですか。

徳植　やめても良いかもしれませんが、わかりません。まだ始まったばかりですし、止めるための基準をどうやって作るのか。そうしないとずっと投与を続けます。この費用は恐ろしいと思います。この人はこれ以上、効きませんという判断をどこでするのか難しいです。投与を止めたら、また癌が出てくるとも言われていますから。

いつ止めるかわからないまま使っていくと、恐ろしいほどの治療費になります。今はどの薬も恐ろしく高いですから。たくさんの人が使えば、少しは安くなるかもしれませんが、今までになく高い薬ですから。

――一部、保険が適応されて、財政的な問題を非常に強く警告している医師がいます。

徳植　医療費が膨大になり、日本の医療が潰れると心配している医師は多いです。どうしてあの値段になったのか、私にはわかりません。環太平洋パートナーシップ（TPP）協定交渉が関係しているかもしれません。

陽子線、重粒子線の治療費が高いと言われた時代がありましたが、あの薬に比べれば、私は決して高額とは思いません。いずれにしても、全体の医療費を抑えていかなければ、医療自体が成り立たなくなると心配しています。

第４章　これからの放射線治療

欧米では多い放射線の術前照射《じゅつぜんしょうしゃ》

――今日は放射線治療のことを初歩的なことから質問させて頂きました。

徳植　放射線については基本的なことも、どこでも教育されていません。放射能は怖い、近づくなという感じです。

まず放射線の単位を知りません。長さはメートル、センチと皆が当たり前のように単位を知っています。インチといっても知っている人はいるし、マイルだって1マイルは何キロメートルか、と考えるわけです。放射線については単位も全然知らないというのが一般的です。中学・高校でも教わりませんから。

あとは原発の安全神話があって、「とにかく安全なんだ」の一点張りでしたから、原発の危険性について世間は何も知りませんでした。放射能漏れといってもまとも

日本の治療別割合

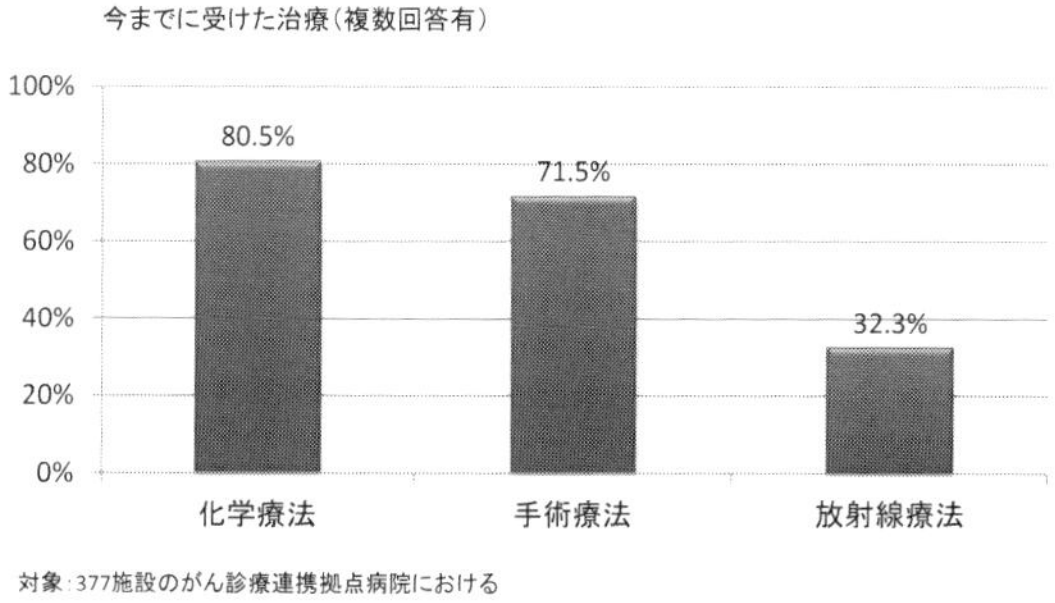

対象：377施設のがん診療連携拠点病院における

日本では、海外と比べて放射線治療の頻度が低かったのですが、近年増加しています。
その要因として、手術前に放射線治療を行ない、癌の勢いを抑えたり小さくしたりした後に手術を行なう、術前放射線治療の有効性が知られるようになりました。

出典：厚労省ＨＰ
http://www.mhlw.go.jp/stf/shingi/2r9852000001sp25-att/2r9852000001spdf.pdf

に議論されてこなかったと思います。本当に極端な議論で、日本が原発を作る時は、「放射能とはどういうものか、放射線とはどれ位なら大丈夫か」ということを、皆がしっかりとディスカッションする機会があったらよかったと思います。

――ある患者さんの例で、手術が嫌で放射線を当て続け、結局、手術になって開けて見ると、放射線治療の影響で癒着《ゆちゃく》が起こり、「これなら最初から手術で切ってしまえば良かったのに」という話がありますが。

徳植　そういう話はよくあります。後になってこうしておいた方が良かったのにという話はどんな場合でもあります。しかし、手術をして再発することもありますが、そういうときは意外に言われません。何度も再発するなら最初から放射線を加えておけば良かった、とは意外に言われません。

なぜかというと、担当している外科は自分のことは言わずに、放射線科で何かあったらそれを患者に言うからでしょう。それは、よく思います。だから、患者さんを担当している科がそう言うのだと思います。

――今は手術前に放射線を当てるケースも増えたと思います。

徳植　そうですね。現に我々もやっています。そうすると、癌が取れやすくなります。それは、一つの方法としてあります。欧米では大腸癌の手術をするときは、術前照射することが基本ですが、日本ではあまりやっていません。

日本人外科医は手術が上手いことがありますし、欧米人は太っていて脂肪があって手術がやりづらいということがあります。日本はきれいに郭清《かくせい》（きれいに取り除く）していくという考えで、放射線なしでも治療の流れとして成立しています。しかし、術前照射という方法があって、欧米では大体それをやります。

現代の癌治療は、組み合わせの治療です。どういう組み合わせをするかが大事です。

ストロンチウム89、ラジウム223の新しい治療法

――放射線治療では治療が難しい症例を教えてください。

徳植　全身に広がったものは難しいです。広がり方やそのバランスが問題で外科ができない治療を放射線が治療できる可能性はあります。しかし、さらに疾患が広がった場合は、放射線もできず、化学療法になります。全身のミクロレベルで転移があった場合は、全身放射線は難しくなります。悪性リンパ種の薬、『ゼバリン』などのように抗体に放射性同位元素とくっつけて、ターゲットに照射するという治療法はあり得ます。

この病院で今、よくやっているのは『メタストロン』という、ストロンチウム89（治療に適した放射線を出す性質の金属）を全身に投与する方法です。すると、この物

ストロンチウム 89 を使った治療例

ストロンチウム 89 を使用して多発骨転移による癌性疼痛を緩和します。

■ストロンチウム 89（メタストロン注）とは

ストロンチウム 89（メタストロン注）は、従来の治療法（手術、化学療法、内分泌療法、鎮痛薬、外部放射線治療など）でコントロールできない骨転移疼痛緩和を目的として使用する注射薬です。ストロンチウムは高エネルギー β 線放出核種で、造骨活性が亢進した骨転移病巣に多く集積し、疼痛を緩和します。現在、世界４２カ国で承認・使用され、その有用性が高いことが評価されています。外来での投与が可能です。なお、ご家族など周囲の方々への被曝の心配はありません。

■ストロンチウム治療が可能な方

１．疼痛部位に一致して骨シンチグラフィで集積が認められる方。このような方では薬が病巣によく集まり、効果が高いことが知られています。

２．骨髄機能が充分に保たれている方。副作用として骨髄機能が下がる場合がありますので、治療前の血液学的機能として白血球 3000/ｍm^2 以上、好中球 1500/ｍm^2 以上、血小板 75000/ｍm^2 以上、ヘモグロビン 9.0g/dl 以上の方が対象です。

東京医科大学病院　放射線科の紹介より

質は骨に行きますから、多発骨転移に対する治療として、良い方法だと思います。

将来的にはラジウム223が出てくるでしょう。半減期の短いラジウムがあります。ラジウム226は半減期が何千年でその間、放射線を出し続けますが、ラジウム223は11・4日位で半減していきますので治療に使えるということです。ラジウム223を身体に投与すると骨のところにラジウムが蓄積され、そのラジウムからアルファ線が出て治療ができるということで、今、注目されています。アルファ線はベータ線より飛程が短く、殺細胞効果も高いので、他に影響を与えず、限局的に治療できるからです。これにより骨転移の痛み緩和だけではなく、生存期間も延長されることが示されています。(N Engl J Med 2013;369:213-23)

これからの放射線治療は基本的にいろんな治療との組み合わせだと思います。そ

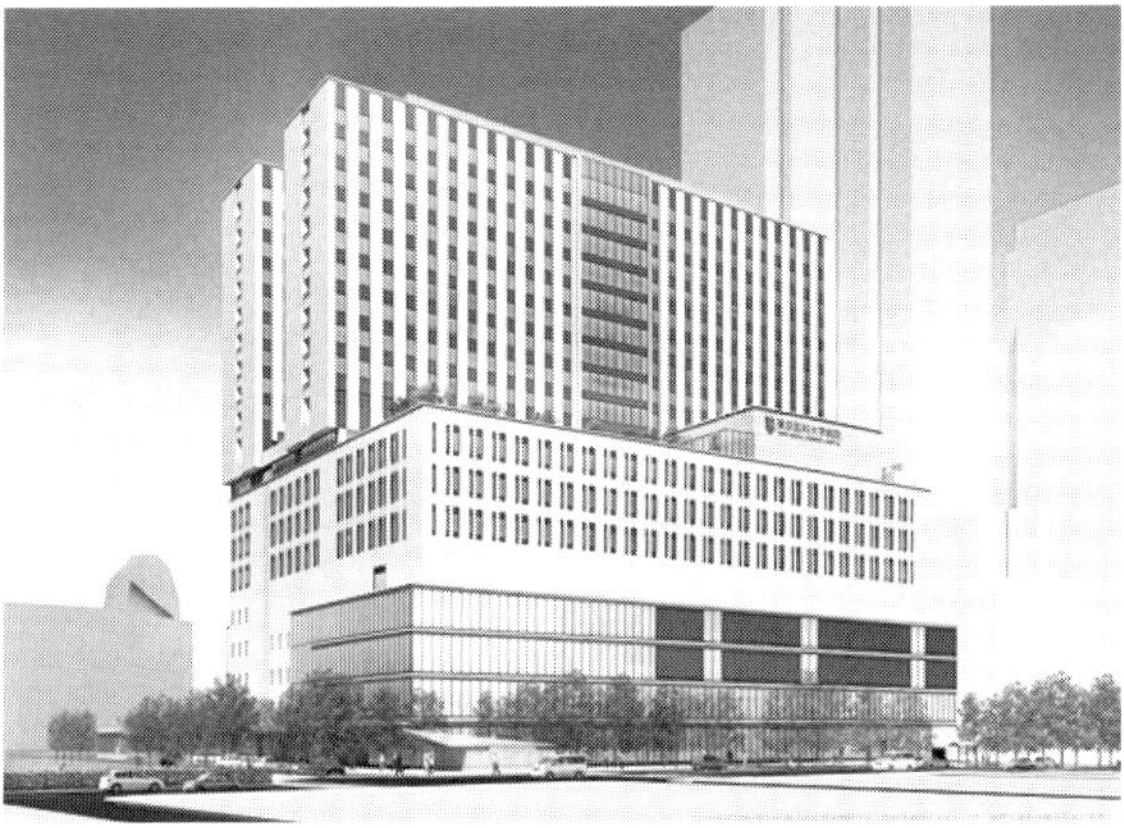

東京医科大学の創立 100 周年事業の中核を担うプロジェクト
「新大学病院建設計画」
平成 31 年（2019 年）3 月 竣工予定

の中で放射線治療が全体にどう寄与していくかということです。癌治療全体における放射線治療という考え方がどうしても必要になってくると思います。

――今後、注目される治療法はありますか。

徳植 陽子線治療、重粒子線治療は良いと思います。放射線科の進歩は、機械によるファクター（要因）があります。

放射線科医を目指した理由

――先生はなぜ、放射線科医を選ばれたのですか。

徳植 私は大学を卒業して最初は内科をやっていました。ちょっとした縁で何か特殊な技術が必要なものが良いかなと思い、放射線科に変えました。

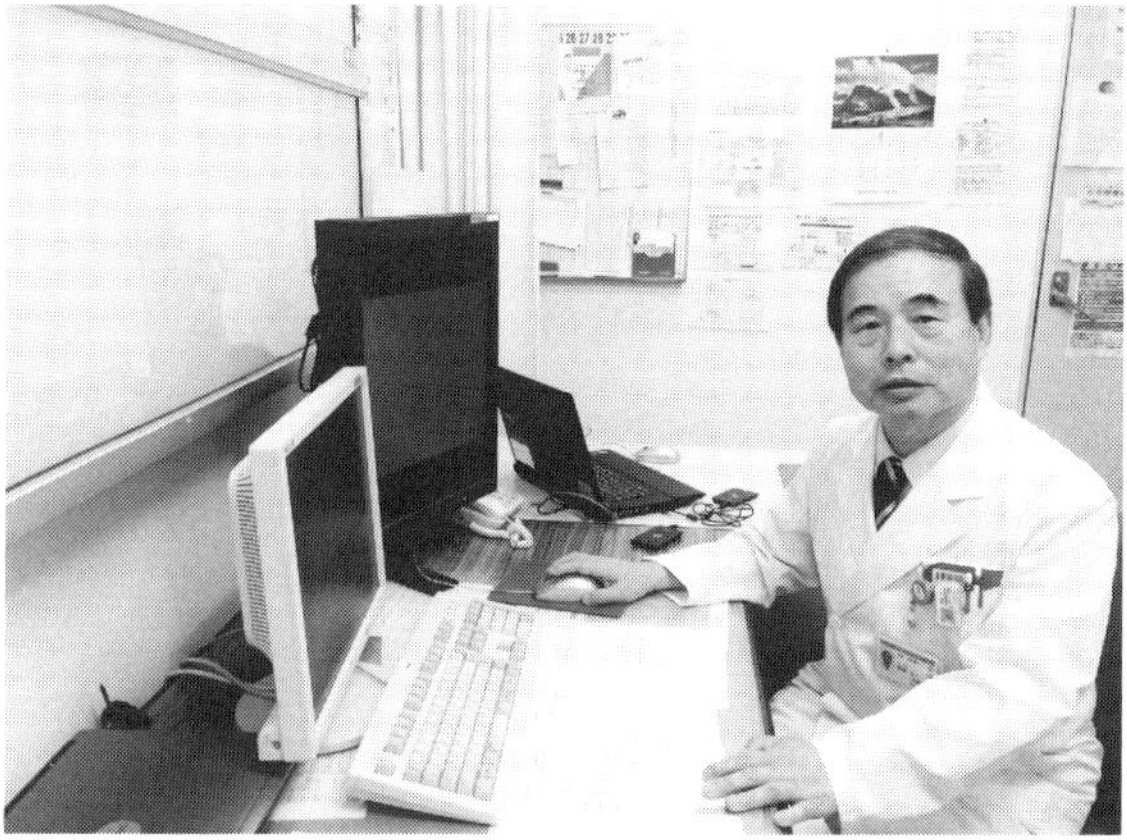

診療中の徳植教授

当時の化学療法はあまり効きませんでした。治療しても患者さんがあまり喜んで帰ることはありません。ところが、放射線の良いところは、一時、良くなります。一時は良くなりましたと言って帰り、また悪くなることが殆どでしたが、それでも一時は良くなるのが化学療法との大きな違いでした。患者さんと一緒に喜べます。

私は、もともとは工学部にいました。昔、原子力を研究している施設にいたことがあります。私の同級生で、そういう方面で活躍している人がいます。それから、私は医学部に入り直しました。そういうことで、放射能にはアレルギーはありませんでした。

話は変わりますが、私は、日本では原発事故は起こらないだろうと思っていました。福島原発の事故は、津波というよりは人災です。それに対し女川原発（宮城県）は津波を想定して、福島原発よりずっと高台に造ってありました。

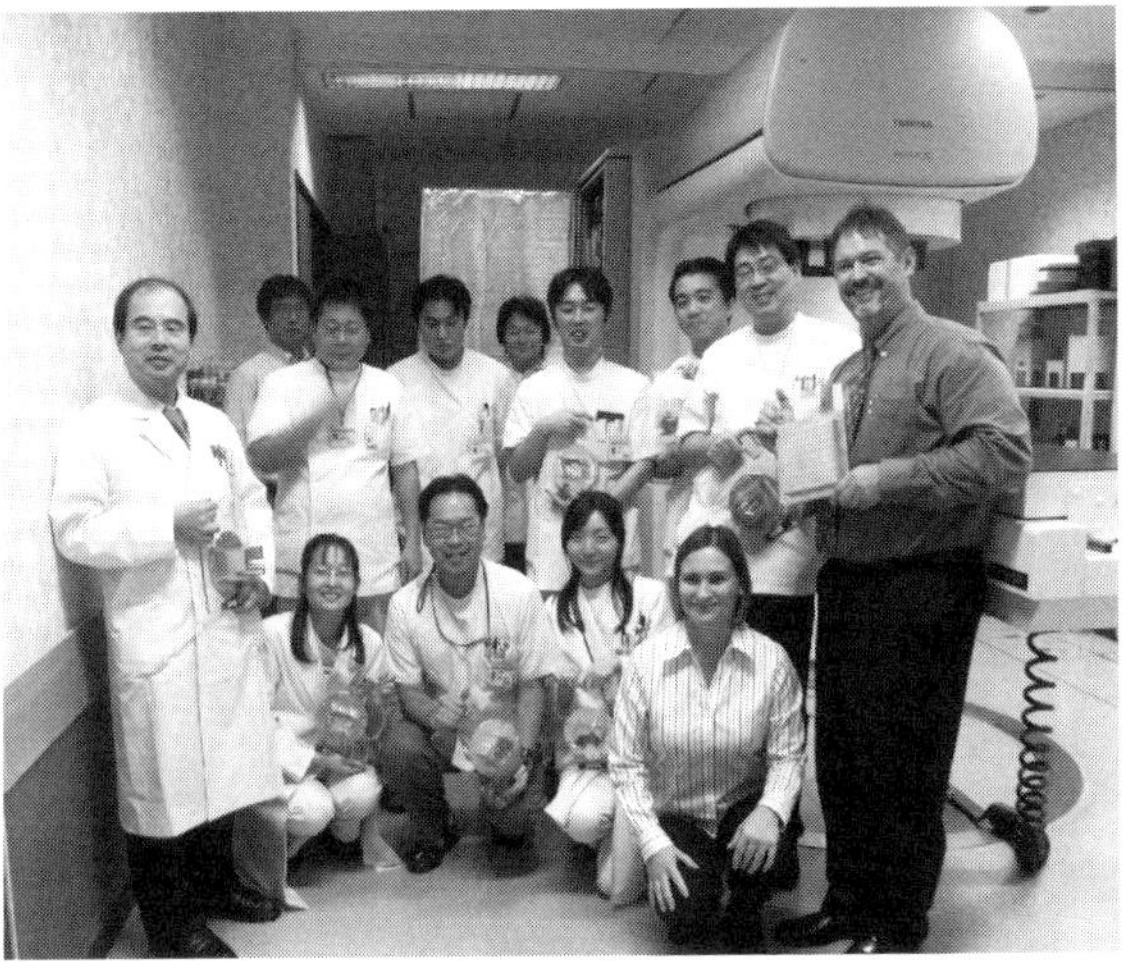

東京医科大学病院　放射線科
徳植教授（一番左）

強度変調放射線治療 (IMRT) を開始するときに、米国からドットデシマル（補償フィルターの製作会社）の技術者が来日し、コミッショニング (治療可能状態にするための準備) を行なった時の写真。これだけ多くの人が集まりました。
IMRT は、まさにチーム医療です。

福島では海沿いの平地に原発が造られていますが、もっと高い所に造るという議論もあったと聞いています。ところが、経済効果が重視されて、危険性を主張することができない環境になってしまったのかと思います。もう10メートル位高いところに造っておけば、全然問題はなかった、あんな事故にならなかったと思います。

もし、あの地震で福島が事故にならなかったら、日本の技術は非常に高く評価されたと思います。あれだけの地震でも原発は大丈夫、新幹線でも誰一人亡くなっていないと。あの事故により、日本の技術に対する信頼も失ったし、福島の人も未だに帰れませんから。

――東北の小さなラジオ局に行ったことがありますが、「今日の放射線は…」と放送していました。切実な問題でしょうが、これを毎日聞くのはつらいと思いました。

徳植　おそらく、放送されていたのは、単位マイクロシーベルト／h（1時間で浴びる放射線量）ではないかと思います。

放射線についての報道は、単位が問題です。その放射線量の差をどう考えるかです。引き算で（前日との差を）出した方が良いか、比率で出した方が良いか。

放射線の量によって発癌率が10倍になったとします。発癌率が10倍といっても、10万人に１人が、10万人に10人になるのと１０００人が１１００人になるのでは、重大度が全然違います。この「差と比」がゴチャゴチャになっています。統計の取り方によっては、いくらでも危険をあおることができます。

福島の原発事故も、政府が安全宣言をしているエリアにおける放射線量は医学的にごく微量で、通常の生活にはまったく問題ないと思います。

医療における放射線治療は、ＩＭＲＴなど従来にはなかった画期的な進化をとげています。手術におびえる人はもちろんのこと、手術と併用する患者さんにも身体に優しく、より効果的な治療法として大いに活用されることを望んでいます。

＊現代医療を考える

医療は、日進月歩である。

昨日まで助からないと言われた人が、今日には助かる時代になった。

通常困難な手術も名医によって奇跡的に助かる患者がいる一方で、さして難しくもない治療で、医者という名の野巫《ヤブ》によって殺される患者もいる。

主治医の誤診で改善しないまま、他の病院を回り、治療薬を貰うも治らないばかりか、ひどい場合は、処方された薬によって致命傷を残し、ショック死を起こしたりするケースもある。

このような医療の現状を鑑《かんが》み、ここに、明日の医療を切り開く最新治療を紹介する。

希望の最新医療

奇跡の放射線治療

脳腫瘍・頭頸部癌・肺癌・乳癌・食道癌・肝細胞癌・膵臓癌・前立腺癌・子宮頸癌・悪性リンパ腫 ほか

2016年 8月 7日 初版第1刷発行

編　者　桜の花出版 取材班

発行者　山口春嶽

発行所　桜の花出版株式会社

〒194-0021　東京都町田市中町 1-12-16-401

電話 042-785-4442

発売元　株式会社星雲社

〒112-0005　東京都文京区水道 1-3-30

電話 03-3868-3275

印刷・製本　亜細亜印刷株式会社

ISBN978-4-434-22301-3 C0277